Fahad Saleem
Qaiser Iqbal
Rabia Ishaq

Perceção da cesariana entre as mulheres grávidas no Paquistão

Fahad Saleem
Qaiser Iqbal
Rabia Ishaq

Perceção da cesariana entre as mulheres grávidas no Paquistão

ScienciaScripts

Imprint
Any brand names and product names mentioned in this book are subject to trademark, brand or patent protection and are trademarks or registered trademarks of their respective holders. The use of brand names, product names, common names, trade names, product descriptions etc. even without a particular marking in this work is in no way to be construed to mean that such names may be regarded as unrestricted in respect of trademark and brand protection legislation and could thus be used by anyone.

Cover image: www.ingimage.com

This book is a translation from the original published under ISBN 978-620-2-00521-0.

Publisher:
Sciencia Scripts
is a trademark of
Dodo Books Indian Ocean Ltd. and OmniScriptum S.R.L publishing group

120 High Road, East Finchley, London, N2 9ED, United Kingdom
Str. Armeneasca 28/1, office 1, Chisinau MD-2012, Republic of Moldova, Europe
Printed at: see last page
ISBN: 978-620-7-90344-3

Índice:

Frequência e avaliação das percepções em relação à cesariana
entre as mulheres grávidas que frequentam hospitais públicos no Paquistão e suas
implicações

RESUMO

Objectivos

A prevalência de cesarianas (CS) está a aumentar em todo o mundo; no entanto, existem preocupações quanto às suas taxas em alguns países, incluindo potenciais receios entre as mães. Consequentemente, o nosso objetivo era determinar a frequência das cesarianas e explorar a perceção das pacientes em relação às cesarianas em hospitais públicos do Paquistão, a fim de fornecer orientações futuras.

Métodos

Foi adotado um desenho de estudo em duas fases (retrospetivo e transversal). Foi efectuado um estudo retrospetivo para avaliar a frequência de SC ao longo de um ano em quatro hospitais públicos. Posteriormente, foi realizado um estudo transversal para determinar a perceção das pacientes relativamente à SC nos quatro hospitais públicos de cuidados terciários da cidade de Quetta, no Paquistão, que é onde ocorre a maioria dos partos.

Resultados

A prevalência global de SC foi de 13,1% nos quatro hospitais. Foram abordados 728 doentes e 717 responderam ao inquérito. Embora 78,8% considerassem a SC perigosa, influenciada pela educação (p = 0,004), localidade (p = 0,001) e situação profissional (p = 0,001), 74,5% das pacientes concordaram que esta é a melhor abordagem para salvar a vida da mãe e do bebé, se necessário. 62% das inquiridas referiram que gostariam de evitar a cesariana se pudessem, devido à dor pós-operatória, e 58,9% preferiam um parto normal. Verificou-se também uma associação significativa com a escolaridade (p = 0,001) e a localidade (p = 0,001) em que as inquiridas consideravam o parto vaginal normal doloroso.

Conclusão

A frequência global da SC aproxima-se das recomendações da OMS, embora haja uma variação apreciável entre os quatro hospitais. No que diz respeito à perceção em relação à SC, as mulheres tinham informação limitada. É necessário dar formação às mães durante o período pré-natal, especialmente às que têm pouca escolaridade, para que aceitem a SC quando necessário.

Capítulo 1

1.0 Introdução

A cesariana (CS) é um procedimento habitualmente realizado em todo o mundo para salvar a vida da mãe e do bebé. A taxa de cesariana tem vindo a aumentar nos países de elevado rendimento e nos países de baixo rendimento desde a década de 1970 (Badakhsh, 2012). O aumento da SC não se deve apenas a factores médicos, mas também a factores não médicos. As provas mostram que a taxa de prevalência da SC em muitos países é superior ao intervalo recomendado pela OMS (Susan, 2013). Este aumento excessivo da taxa de SC não só se torna um fardo para os hospitais, como também conduz a muitas infecções adquiridas no hospital para a mãe e o bebé (Deneux-Tharaux C, 2006; L. M. Lumbiganon P, Gulmezoglu AM, Souza JP, Taneepanichskul S, Ruyan P, et al" 2010; Magann EF, 2005; V. E. Villar J, Wojdyla D, Zavaleta N, Carroli G, Velazco A, et al" 2006).

1.1 Definição

C O parto por cesariana, também conhecido como cesariana, é um procedimento cirúrgico utilizado para dar à luz um bebé através de incisões no abdómen e no útero da mãe (Mayoclinic). A primeira cesariana moderna foi efectuada pelo ginecologista alemão Ferdinand Adolf Kehrer em 1881 (Wikipedia).

1.2 Determinantes da cesariana

Quando existe um risco significativo de efeitos indesejáveis para a mãe ou o bebé se a operação não for realizada num determinado momento, a cesariana está clinicamente indicada (Penna, 2003). As quatro indicações mais frequentes de cesárea são cesárea anterior ou repetida, distócia de parto, má apresentação ou apresentação pélvica e intolerância fetal ao parto ou sofrimento fetal (Coleman VH, 2009; S.-R. A. Vahratian A, Savitz DA, Zhang J,, 2005; Walker SP, 2007)

Os determinantes não médicos podem ser características demográficas, padrões de prática médica e escolha da mãe (Ecker, 2001; Hale RW, 2015; Minkoff H, 2004). Um motivo não médico (como o pedido materno) está a aumentar em muitos serviços de saúde ricos em recursos (T Lavender, 2012). As cesarianas sem indicação médica podem ser realizadas por motivos (benefícios físicos ou psicológicos). Foi sugerido que uma parte das mulheres que pedem uma cesariana sem razão médica clara pode, na realidade, ter sido influenciada por uma perturbação psicológica anterior ou atual (Ryding, 1993).

1.3 Taxas de cesariana

Em 1953, a SC representava 2% de todos os nascimentos no Reino Unido, em 1997 18%, (Macfarlane A, 2000) e em 2001 era de 21%, (Thomas J, 2001). Em Inglaterra, a taxa de SC foi de 24,8% em 2010 (Maternity Statistics, 2011). No início da década de 1970, as taxas de SC aumentaram de cerca de 5% nos países desenvolvidos (Arias E, Strobino D, Guyer B." 2003; Marieskind H, 1979; National Collaborating Centre for Women's and Children's health, 2004; US Department of Health and Human Services, 1981; Wilkinson C, 1998) e mais de 50% nalgumas partes do mundo no final da década de 1990 (Belizan JM, 1999). Na Ásia, a taxa mais elevada de SC foi registada sem uma indicação específica (L. M. Lumbiganon P, Gulmezoglu AM, Souza JP, Taneepanichskul S, Ruyan P et al" 2010), tendo o aumento excecional sido registado em alguns países do sul da Ásia (Betran AP, 2007; Klemetti R, 2010; L. M. Lumbiganon P, Gulmezoglu AM, Souza JP, Taneepanichskul S, Ruyan P, et al. 2010), bem como a taxa média de SC foi de 27% em quatro países do Sudeste Asiático (South East Asia Optimising Reproductive and Child Health in Developing Countries, 2008).

A taxa mais elevada alguma vez registada nos Estados Unidos em 2004 foi de 29,1%. Cerca de 3 em cada 10 nascimentos foram realizados por cesariana (H. B. Martin JA, Menacker F, Sutton PD, Mathews TJ" 2006), enquanto a taxa de cesariana foi de 34% nos Estados Unidos em 2009 (Boruff, 2012). Segundo a Organização Mundial de Saúde, a taxa de cesariana entre 5% e 15% do total de partos tem uma eficácia óptima e taxas superiores a 15% são desnecessárias, inadequadas e não reflectem melhores resultados em termos de saúde (Organização Mundial de Saúde, 2004). Em 1985, a OMS mencionou 15%, mas o nível de cesarianas está muito acima do valor marcado para muitos países e continua a aumentar (Qazi, 2013). Do mesmo modo, a taxa de cesarianas aumentou consideravelmente nos países desenvolvidos, tendo registado um aumento ainda mais acentuado nos países subdesenvolvidos e em desenvolvimento na década de 1970. Globalmente, a taxa de cesarianas passou de menos de 7% na década de 1970 para mais de 25% em 2003 (S. C. Althabe F, Belizan JM, Gibbons L, Jacquerioz F, Bergel E, 2006; M. M. Arias E, Strobino DM, Guyer B., 2003; Betran AP, 2007; National Collaborating Centre for Women's and Children's Health, 2004). Nos Estados Unidos da América, a taxa de cesarianas aumentou mais de 10% (de 26% para 36,5%) num curto espaço de tempo (Barber EL, 2011). A taxa de cesarianas aumentou 52% na Noruega (8,4% para 12,8%), 21,4% na Escócia (11,7% para 14,2%) e, entre 1984 e 1995, registou-se um aumento acentuado de 59,4% na Nova Zelândia (Bulger T., 1998). A taxa de cesarianas aumentou de 6% em 1973 para 10,18% em 1987 na Irlanda (Bolaji I. I. e Meehan F. P, 1993). Entre 1987 e 1993, o Canadá registou uma descida de 11,1% (Notzon FC, 1994). Muitos estudos demonstraram que a taxa efectiva de SC em muitos países é muito superior à recomendada, sobretudo nos países em desenvolvimento (Ba'aqeel HS, 2009; Belizan JM, 1999; Bogg L, 2010; Festin MR, 2009; Fu JC, 2010; Torloni MR, 2011). Em 2005, um inquérito da OMS revelou que a taxa média de SC na América Latina (V. E. Villar J, Wojdyla D, Zavaleta N, Carroli G, Velazco A, et al. 2006) era de 33% e na Ásia de 27% (L. M. Lumbiganon P, Gulmezoglu AM, Souza JP, Taneepanichskul S, Ruyan P, et al. 2010).

No Paquistão, a cesariana é um dos procedimentos obstétricos mais frequentes (Rakhshan Shaheen Najmi e N. Rehan. Rehan. (2000). A taxa de cesariana varia entre 17% (S.N., 1995) e 28% dos partos hospitalares (Aleem M., 1994).

1.4 Vantagens e desvantagens da cesariana

A cesariana pode salvar vidas (JP Neilson, 2003). As provas demonstraram que o parto por cesariana planeado está associado a um maior tempo de internamento materno, menos hemorragia materna e maior morbilidade respiratória neonatal ligeira do que o parto vaginal planeado (National Institutes of Health state-of-the-science conference statement, 2006). As infecções pós-parto têm um risco elevado de se desenvolverem após a cesariana, em comparação com o parto vaginal (Leth, 2009). A perda média de sangue durante uma cesariana é de aproximadamente 1000 ml. Cerca de 2-3% de todas as mulheres submetidas a cesariana necessitam de transfusão de sangue (Larsson, 2006). As lesões gastrointestinais e urinárias são invulgares (American College of Obstetricians and Gynecologists, 1997).

1.5 Perceção em relação à cesariana

A cesariana também tem sido relacionada com dificuldades emocionais (Clement, 2001), além de depressão pós-parto e pensamentos negativos sobre o conhecimento do parto, mas não particularmente entre as mulheres submetidas à cesariana por preferência (H. a. C. Minkoff, Frank A, 2003). Os medos mais comuns dizem respeito à lesão do feto, ao medo da morte e à lesão do trato genital das mulheres (Ryding, 1993). O medo do parto nas mulheres grávidas está associado a uma experiência de parto negativa anterior (Areskog, 1983), a um risco acrescido de intervenções cirúrgicas durante o parto (Ryding EL, 1998) e a síndromes de depressão e ansiedade (Andersson L, 2003). Há também indicações de que a ansiedade, a depressão e o stress maternos podem ter efeitos negativos no feto e na criança (Glover V, 2002). O medo intenso do parto pode ser definido como o medo antes, durante ou depois do parto. A mulher tem medo de engravidar, de dar à luz ou o medo perturba a sua vida e actividades normais (Wijma K, 1998). As mulheres com medo extremo do parto podem beneficiar de um tratamento (B., 1998). Está provado que o medo do parto é uma razão importante quando as mulheres pedem uma SC (Wiklund I, 2007).

No Paquistão, existe a hipótese de as pessoas não usarem a cesariana devido à falta de conhecimentos e de compreensão do procedimento. O objetivo deste estudo foi, por conseguinte, determinar a prevalência de SC (análise retrospetiva de um ano) e explorar a perceção dos doentes relativamente à SC em quatro hospitais públicos de cuidados terciários da cidade de Quetta, no Paquistão.

1.6   Apresentação da tese

O capítulo 1 descreve a introdução da investigação, seguida de uma análise pormenorizada da literatura. A metodologia é abordada no capítulo 3. O resultado e a interpretação são discutidos no capítulo 4, seguidos da secção de discussão e conclusão. A tese é concluída no capítulo 6 com recomendações futuras e limitações da investigação.

1.7   Aprovação ética

Este estudo foi aprovado pelo Comité de Ética Institucional da Faculdade de Farmácia, de acordo com as directrizes do Comité Nacional de Bioética. Além disso, foi também obtida autorização escrita do respetivo superintendente médico para a realização do estudo. Foi também obtido o consentimento escrito dos participantes antes da recolha de dados e as informações sobre os participantes foram mantidas secretas. Os participantes foram informados de que tinham o direito de abandonar o estudo em qualquer altura. Todas as respostas dos participantes foram mantidas confidenciais.

1.8   Significativo do estudo

O presente estudo irá esclarecer a taxa de prevalência da cesariana de um ano em Quetta. Ajudará também os médicos e o público em geral a compreender as múltiplas razões, bem como a perceção das pacientes em relação à cesariana, que contribui continuamente para o aumento da cesariana.

1.9   Justificação do estudo

Foram realizados muitos estudos sobre os diferentes aspectos da SC em diferentes países, bem como no Paquistão, mas nenhum estudo foi realizado numa província do Paquistão (Baluchistão), pelo que este foi realizado no Baluchistão.

Capítulo 2

REVISÃO DA LITERATURA

2.0 Antecedentes históricos da cesariana

A cesariana (CS) é um procedimento cirúrgico em que o bebé nasce através de uma incisão no abdómen e é comummente realizada em todo o mundo (Bamigboye AA, 2005). A cesariana, também conhecida como cesariana, é utilizada para dar à luz um ou mais bebés (Women's Health, 2016) através de cortes no abdómen e no útero da mãe (Mayoclinic, 2010).

A SC é reconhecida pelo grande Júlio César (National Institutes of Health). Embora a cronologia correcta seja discutível, é referido pela Universidade de Washington que César foi o primeiro a ser portador da SC, há alguns anos. O César deriva, de facto, da palavra latina "caedare", que significa "cortar". Era utilizado principalmente para dar à luz bebés cujas mães estavam a morrer ou morreram de parto. Por este motivo, antes de 1500, não existem relatos de mães que tenham feito cesariana (History of the Cesarean Section). O primeiro registo de uma cesariana bem sucedida foi realizado por uma mulher no Império Britânico. Na África do Sul, James Miranda Stuart Barry efectuou a operação entre 1815 e 1821, enquanto se escondia como homem e servia como cirurgião do exército britânico (National Institute of Health, 2000). R. W. Felkin observou, em 1879, que um curandeiro indígena em Kahura, no Uganda, efectuou com êxito uma CS (National Institutes of Health). Pode ser um procedimento que salva vidas (Neilson, 2003) e é mais frequentemente efectuado em mulheres (Arjun, 2008). A cesariana é uma intrusão cirúrgica planeada para tratar algumas complicações maternas e fetais graves (Khan, Blum, Sultana, Bilkis, & Koblinsky, 2012).

Um estudo relatou que, em 1950, foram realizadas 1.000 cesarianas sucessivas sem qualquer morte materna nos Estados Unidos entre 1942 e 1946 ("Healthy People 2020 Proposed Objectives"). Este facto foi considerado um feito notável. Antes disso, a cesariana era realizada principalmente por indicações médicas ou obstétricas maternas, como pré-eclampsia, cesariana de repetição, falha na indução do parto e placenta prévia, em que se acreditava que a ameaça atual de parto era elevada para o parto por cesariana (Caughey AB, 2006). A cesariana passou a ser realizada progressivamente com maior regularidade por indicações fetais ou obstétricas a partir da década de 1960, como a intolerância fetal ao trabalho de parto, a paragem na progressão do trabalho de parto e o sofrimento fetal, principalmente com o aparecimento da tecnologia de monitorização do ritmo cardíaco fetal (Yeast JD, 1999). Atualmente, cerca de uma em cada três mulheres grávidas dá à luz bebés por cesariana (Ruczinski I, 2003). Este facto revela um aumento de mais de 50% da SC durante a última década (Centers for Disease Control and prevention; Sinisi SE, 2003).

2.1 Taxa ideal segundo a Organização Mundial de Saúde (OMS)

Em 1985, a Organização Mundial de Saúde (OMS) fez uma declaração em Fortaleza, Brasil, afirmando que não há justificação ou benefícios adicionais para a saúde a serem obtidos por qualquer estado que tenha taxas de SC inferiores a 10% ou superiores a 15% (Organização Mundial de Saúde, 1985). Estes números especificam que quando as taxas de SC excedem os 15% sugeridos, a SC pode tornar-se o procedimento mais adequado (Stanton CK, 2006). A OMS alterou as suas directrizes anteriores em 1994 com o seguinte:

"Foi recomendado que a taxa nacional de cesarianas se situasse entre 5% e 15% dos nascimentos. Um número inferior a 5% indica que uma grande quantidade de mulheres não tem acesso a cuidados obstétricos cirúrgicos e pode morrer em consequência disso. Uma taxa superior a 15% indica uma prática excessiva do procedimento por outras razões que não a de salvar vidas. Este facto também é perigoso para a vida das mulheres devido ao risco evitável associado a qualquer CS importante" (Organização Mundial de Saúde , 1994)

A hipótese da OMS de 15% evitaria de forma óptima as lesões e mortes durante o parto. Em 2009, a

OMS personalizou esta sugestão específica, afirmando que "a taxa ideal é desconhecida, mas proclama que tanto as taxas muito baixas como as muito elevadas de cesariana podem ser perigosas". Por outras palavras, deve ser feita quando é realmente necessária. A equipa editorial da Academic Research International da Harvard Magazine concluiu que é necessário alcançar um equilíbrio, ou seja, as mulheres devem poder ter partos vaginais normais com o mínimo de interferência possível, a decisão de se submeterem a uma cesariana não deve ser tomada de forma descuidada e cada mulher deve ser informada sobre os riscos. Estes incluem lesões na bexiga e dores abdominais, efeitos a curto prazo que ocorrem muito mais frequentemente em mulheres que dão à luz por cesariana do que por parto vaginal (Nice, 2004).

2.2   Nível de evidência da cesariana a nível mundial

A SC em muitos países de alto e baixo rendimento aumentou mais do que o necessário para obter os melhores resultados maternos e neonatais (Gregory KD, 2010; Roberts CL, 2012; Ronsmans C, 2006). O aumento da SC tem sido objeto de um debate permanente (Joesch JM, 2008). A Hungria tem apresentado taxas de cesariana tão elevadas como as registadas em muitos países desenvolvidos e em desenvolvimento no século XXI: 34,47% de todos os partos foram cesarianas em 2012 (Tauffer Database, 2014).

2.2.1 Taxa de prevalência da cesariana nos países desenvolvidos

A taxa de cesarianas em países com recursos elevados é superior ao intervalo da Organização Mundial de Saúde (OMS), situando-se entre 10% e 15% de todos os nascimentos (Gibbons L et al. Genebra, 2010). As cesarianas (CS) tornaram-se progressivamente mais frequentes na Nova Zelândia; em 19831984 aumentaram de 9,6% para 22,1% em 2001 (Linton M, 1998; Ministry ofHealth, 1999, 2001,2003).

Um estudo do Centro Nacional de Estatísticas da Saúde dos Estados Unidos da América conclui que a taxa de cesariana aumentou 53% para 32% de todos os nascimentos nos EUA entre 1996 e 2007 (Menacker, 2010). Nos EUA, as taxas de cesariana em locais de parto alternativos são significativamente mais baixas, 1,5% (Gaskin IM. Ina May's Bantam Dell, 2003) do que a taxa nacional de 24,4% (H. B. Martin JA, Menacker F, Sutton PD, Mathews TJ" 2006), mas a taxa de cesariana atingiu 34% em 2009 (Boruff, 2012). Do mesmo modo, no Reino Unido, em 1953, a taxa de SC foi de 2% e 18% em 1997 (Macfarlane A, 2000) e 21% em 2001 de todos os nascimentos (Thomas J, 2001). Na Suécia, a taxa de SC era de 11,9% (Cnattingius R, 1998) e, na primeira década do século XXI, a taxa de SC na Suécia era de 17% em 2007 e na Finlândia era de cerca de 15% (Haines HM, 2012; Hemminki E, 2009).

Um estudo mostrou que, em 2010, a taxa de SC era de 24,8% em Inglaterra (The Information Centre for Health and Social Care, 2011). Na Noruega, a taxa de SC tem sido registada com grande flutuação (entre 6% e 20%) (Bergen, 2002). Em Hong Kong, com um aumento de 65% em 12 anos, a taxa de SC subiu de 16,6% para 27,4% entre 1987 e 1999 (Leung GM et al, 2001) e em Itália (22,4%) (Evans L, 1995).

Patah et al, 2011 revelou que a taxa de SC varia entre 10,5% em 1990 e 17,8% em 2008 na Bélgica, 11,3% em 1989-1990 e 23% em 2004 na Grã-Bretanha, 16,1% em 1999 e 18,8% em 2003 em França, 17,5% em 1995 e 23,4% em 2002 no Canadá, 7,4% em 1990 e 13,5% em 2002 nos Países Baixos, e 19,8% em 1999 e 20,9% em 2000 na Alemanha (Patah LE, 2011).

2.2.2 Taxa de prevalência da cesariana nos países em desenvolvimento

As taxas de SC nos países com poucos recursos excederam as dos países com recursos elevados, correspondendo a 28% a 31% (Rcogorguk, 2015). Em alguns países de desenvolvimento médio (países da América Latina e da Ásia), a taxa de SC situa-se entre 30 e 46% (Rcogorguk, 2015).

Um estudo efectuado pelo Conselho Indiano de Investigação Médica em 33 instituições médicas revelou uma taxa de SC de 21,8% em 1993-1994 e de 25,4% entre 1998-1999 (H. B. Martin JA, Ventura SJ, Osterman MJ, Wilson EC, Mathews T,, 2012). Na República Islâmica do Irão, as últimas duas décadas testemunharam um aumento acentuado do número de SC (Ahmad-Nia S et al, 2009). Em Taiwan, a taxa de SC passou de 32% para 34% desde 1996 (Department ofHealth, 2003). Em 2005, a taxa de SC representava 40,7% de todos os nascimentos no país, 52% dos partos em centros de saúde públicos e mais de 64% de todos os partos no sector privado em Teerão (Ministério da Saúde e da Educação Médica, 2005).

Na China, foi realizado um estudo que revelou que a taxa entre as mulheres primigestas que vivem nas cidades aumentou de 18% para 39% entre 1990 e 2002 (Tang S, 2006) e que cerca de 2/3 das mulheres urbanas dão agora à luz através de SC (Han W, 2011; Hong X, 2007; Zhang J, 2008). Embora nas zonas rurais da China a taxa de cesariana seja inferior à das zonas urbanas, é considerada superior a 25% (Bogg L, 2010; Klemetti R, 2010; Long Q, 2011). No Bangladesh, a taxa de SC aumentou de 3% para 12% entre 2001 e 2010, segundo Kambo et al 2002 (Kambo I, 2002).

Na Albânia, a taxa de SC aumentou aproximadamente 31%-33% nas duas últimas décadas (Glozheni O, 2008). No Egipto, a taxa de SC foi de 22% (Khawaja M, 2004). Nos países árabes, a taxa de SC varia entre 5-15% (Jurdi R, 2004). Na Dinamarca e nos Países Baixos, a taxa de SC é ainda próxima dos 10%, com algumas das taxas de mortalidade materna e perinatal mais baixas do mundo (Wagner M, 2000). Em África (Shah A, 2009), a taxa média de SC foi de 8,8%. Na região do Mediterrâneo Oriental (Baldo MH, 2008), a taxa média de SC foi de 10%. Na Nigéria e em Sagamu, a taxa de SC subiu de 10,3% em 1989-1991 para 23,1% em 2000-2003 (Oladapo OT, 2004).

Um estudo efectuado por Festin et al, 2009, revelou que a taxa de cesariana em quatro países do Sudeste Asiático - Malásia, Indonésia, Tailândia e Filipinas - era de 27% das mulheres com cesariana, com taxas diferentes de 19% a 35% entre os países e de 12% a 39% entre os hospitais dos países (Festin MR, 2009).

No entanto, as taxas de SC são superiores nos países de elevado rendimento, na América Latina e nas Caraíbas, do que noutros países de baixo rendimento. Embora as taxas de SC em África sejam de 3,5%, com as taxas máximas na África do Sul (15,4%), no Egipto (11,4%) e na Tunísia (8%), as taxas de SC em Madagáscar, no Níger, na Etiópia (0,6%) e no Chade (0,4%) foram as mais baixas do mundo, segundo Betran (Betran AP, 2007). Em 2014, a taxa de SC no Paquistão foi de 24,1% para o período de estudo 1985-1996 (Khan et al., 2012) e, de forma semelhante, outro estudo mostrou que a taxa de SC é de 22,3% em 2007 (Jaleel, 2007).

2.3 Factores que contribuem para o aumento do número de cesarianas

Vários factores estão envolvidos no aumento contínuo da taxa de cesariana, que tem sido influenciada não só por factores culturais, religiosos, financeiros, profissionais e técnicos (National Institutes of Health), mas também por melhores técnicas cirúrgicas e complicações pós-operatórias (Bragg F, 2010). Factores demográficos, como a idade avançada das mulheres durante a gravidez e a maior incidência de cesarianas anteriores (Linton A, 2004), as atitudes dos médicos em relação à cesariana (Al-Mufti R, 1996; Wu JM, 2005) e a escolha das mães que consideram que a cesariana pode proteger contra a incontinência urinária e o prolapso (Cotzias CS, FiskNM, 2001; Porreco RP, 1996). A cesariana também tem sido relacionada com crises emocionais (Clement, 2001).

2.3.1 Razões médicas

As razões mais importantes para a realização de uma cesariana são: cesariana anterior, distócia de parto, apresentação pélvica e intolerância do feto ao trabalho de parto ou sofrimento fetal (Bodnar LM, 2004; S.-R. A. Vahratian A, Savitz DA, Zhang J, 2005a, 2005b). Nos EUA, apenas cerca de 90% das cesarianas foram efectuadas devido a estas quatro indicações nas décadas de 1980 e 1990 (Clark SL, 2007; Ovesen P, 2011), embora o parto vaginal normal seja seguro após a cesariana e não existam contra-indicações absolutas (Baxter, 2007).

Para além dos factores de SC supramencionados, existem outros factores clínicos ou médicos determinantes da placentação anormal da SC, tais como vasa prévia da placenta, descolamento da placenta, placenta prévia, estado clínico das mães, tais como infeção materna pelo vírus da imunocomprometimento humano com carga viral elevada, cancro do colo do útero, surtos activos de herpes genital, antecedentes de miomectomia ou de cesariana clássica, obstrução do canal vaginal e indicações fetais como hidrocefalia grave, espinal bífida, obstruções das vias respiratórias fetais que exijam tratamento intraparto exutero e procedimento de gestações multifetais (gémeos e gestações de ordem superior). Estas indicações são coletivamente responsáveis por um aumento de 10% dos primi CS (Baicker K, 2006).

De 15% a 79% das apresentações pélvicas foram submetidas a cesariana entre 1970 e 1985 (Placek PJ,

1983). Em 1985, o aumento da taxa de cesarianas deveu-se principalmente às mulheres que tinham tido cesarianas anteriores, pois uma em cada três foi submetida a cesariana (Z. J. Vahratian A, Troendel JF, Sciscione AC, Hoffman MK" 2005). Em 1976-1996, as principais indicações foram a apresentação pélvica e as gravidezes gemelares, que aumentaram a taxa de cesariana de 30%-86% para 13%-47% (Mackenzie IZ, 2003). No Reino Unido, 6,7% de todas as cesarianas foram efectuadas devido a cesarianas repetidas em 2001 (Thomas J, 2001). Este fenómeno deveu-se basicamente à prática predominante que seguia "uma vez cesariana, sempre cesariana", implementada pela primeira vez por Crogin em 1916 (Bodnar LM, 2004). Na década de 1970, não se aceitava a repetição da cesariana, mas tentava-se dar à luz por via vaginal após a cesariana; apenas menos de 3% das mulheres tiveram um parto por via vaginal após a repetição da cesariana (Robins JM 1999). A taxa elevada de cesarianas deve-se geralmente à repetição da cesariana, que corresponde a 31,2% de todos os partos por cesariana (Moini A, 2007).

2.3.2 Razões não médicas

Os factores não clínicos desempenham um papel vital na SC planeada (Barros FC, 1991). Globalmente, vários estudos mostraram o papel de diferentes factores relacionados com as pacientes, tais como o estatuto socioeconómico, (Gould JB, 1989) a idade, (Bums LR, 1995) a raça, (Placek PJ, 1998) o sexo, (Bums LR, 1995) a atitude dos médicos, (Hueston WJ, 1993) tipo de seguro, (Haas JS, 1993) parto durante o dia, (Evans MI, 1984) medo de processos, (Localio AR, 1993) factores de conveniência, (Evans MI, 1984) e tipo de parteiras (Hueston WJ, 1993). Aspectos institucionais, como o estatuto de docente (Oleske DM, 1991) e a propriedade (Oleske DM, 1991) e a dimensão do hospital (Bums LR, 1995).

No Irão, um estudo demonstrou que os factores acima mencionados para o aumento da taxa de cesariana são idênticos aos de outros países e incluem também a primeira escolha da mulher, a idade na altura do casamento e da gravidez, o nível de instrução elevado, a situação profissional e a diminuição do número de futuras gravidezes (FarinTatari P, 2003; Moini A, 2007; Taavoni S, 2007). Vários estudos mostraram que o aumento da taxa de SC se deve à preferência das mulheres e à decisão dos médicos (Florica M, 2006). Alguns observadores recomendaram que a preferência das mulheres é o indicador mais importante no aumento das taxas de SC (Dobson R, 2001; Langer A, 2002). Este facto foi ainda influenciado por um pequeno estudo sobre as preferências dos médicos, que referiu que um pequeno número de médicos preferia que o parto fosse realizado por si próprio ou pela sua companheira através de SC (Cotzias CS, Fisk N 2001; Paterson-Brown S, 1998).

A maior taxa de SC também está associada à diferença racial relatada entre as latinas e a menor entre as asiáticas, a variação de etnia não é completamente compreendida por factores reconhecidos (Monari F, 2008). Entre estes factores, destacam-se a preferência das mulheres (Coleman VH, 2009; Weaver JJ, 2007) e o medo do parto (Johnson R, 2002; Laursen M, 2009; Nilsson C, 2012; Ryding EL, 1998). A preferência das mulheres é respeitada pelos médicos em 69% (Cotzias CS, Fisk NM" 2001).

As elevadas taxas de SC estão também associadas à morbilidade materna nos países industrializados (Coleman VH, 2009), principalmente seguida da SC (Oladapo O, 2007) e da SC com indicação não médica (MacDorman M, 2006b). As taxas de mortalidade infantil e o aumento da morbilidade são devidos apenas à SC em países de rendimento médio (S. C. Althabe F, Belizan JM, Gibbons L, Jacquerioz F, Bergel E" 2006; MacDorman M, 2006a; V. E. Villar J, Wojdyla D, Zavaleta N, Carroli G, Velazco A, Shah A, Campodonico L, Bataglia V, Faundes A, Langer A, Narvaez A, Donner A, Romero M, Reynoso S, Simonia de Padua K, Giordano D,Kublickas M, Acosta A, 2006). Por outro lado, nos países em desenvolvimento, as taxas de cesariana são superiores a 1%, o que está associado a um maior número de mortes de mães e bebés associadas à incapacidade de efetuar a cesariana quando necessário (S. C. Althabe F, Belizan J, Gibbons L, Jacquerioz F, Bergel E,, 2006; Ronsmans C, 2006).

2.4 Perceção em relação à SC

Análise, em países de baixo rendimento, a SC ainda é vista como uma maldição entre as mulheres (Adeoye, 2011). Entre as mulheres do sudoeste da Nigéria, a cesariana é vista como uma dúvida, insatisfação, falsa impressão, medo, culpa, depressão e aborrecimento (Adeoye, 2011). A cesariana é inaceitável, mesmo em caso de indicação médica clara, como revelado por um estudo realizado na Nigéria (Adeoye, 2011). Um estudo realizado na Nigéria mostrou que 12% das mulheres consideravam que a cesariana não era aceitável em nenhuma circunstância (Aziken, 2007). Do mesmo modo, entre as mulheres da sub-região da África Ocidental, existe a perceção de que a SC é uma aversão (Awoyinka BS, 2006).

Considera-se que a procura de SC por parte das mães pode dever-se ao receio de um parto vaginal normal, que pode provocar prolapso dos órgãos pélvicos e disfunção sexual ou incontinência urinária/rectal. A perceção é que os médicos optam pela cesariana para ganhar mais, que as mulheres querem preservar o seu tónus vaginal como antes e que, entre as mulheres indianas e chinesas, existe uma tradição de dar à luz num dia afortunado (Hellerstein S, 2015). É relatado que as mulheres estão a aceitar cada vez mais a SC como o modo mais seguro de nascimento sem conhecer as suas desvantagens (Leung GM et al, 2001).

Numerosos estudos demonstraram que as mulheres pedem a cesariana devido à perceção de que o parto vaginal é mais doloroso do que a cesariana; o medo do parto é uma das principais razões (Wiklund I, 2007). O parto vaginal está a ser preferido pelas mulheres após a cesariana, mesmo em caso de pós-datismo (Clift-Mathews, 2010). No entanto, está documentado que o parto vaginal é o modo de nascimento mais seguro do que o parto com cesariana (Baxter, 2007). Este estudo foi semelhante a outros estudos anteriores, sendo o medo da dor a principal razão para a preferência pela cesariana. Embora as mulheres australianas considerem que a cesariana é o método mais seguro (Gamble JA, 2001), preferem a cesariana para evitar as dores do parto vaginal (Adageba, 2008). Sufang et al., 2007, reflectiram a perceção das mulheres de que as mulheres que tinham um filho estavam mais dispostas a fazer SC e que percebiam a eficácia da SC para garantir a resistência do bebé e prevenir as complicações do parto e os nados-mortos (Sufang, 2007).

A perceção das mulheres da África subsariana em relação à SC é de aversão (Ezechi OC, 2004). Algumas mulheres consideram a SC como uma incapacidade de dar à luz por via vaginal ou como um aviso para o apoio financeiro da família (Awoyinka BS, 2006a). Muitos estudos referem que as mulheres que tinham conhecimento da sua condição médica eram capazes de participar na tomada de decisões (Coulter, 2008; Mould TA, 1996). A educação das mulheres grávidas e o estatuto profissional também têm um papel importante na escolha do SC (Aziken, 2007; Wax JR, 2004). As provas provam que as mulheres preferem o parto vaginal à cesariana. Por outro lado, nos países de baixo rendimento, não só se realizam cesarianas de emergência, como também cesarianas planeadas, devido ao elevado nível de escolaridade das mulheres, ao aumento do nível de conhecimentos e à melhoria da prática médica (Wax JR, 2004).

A perceção em relação à cesariana tem um papel importante neste procedimento e é determinada pelas informações fornecidas pelas diferentes fontes, que podem variar em termos de consistência e eficácia (Aziken, 2007). Poucas mulheres que negam a cesariana, que poderia ser importante para evitar complicações tanto para a mãe como para o bebé, devem-se a informações incompletas e são influenciadas por interpretações erradas sobre a cesariana, que são a principal causa de complicações (Aziken, 2007).

A perceção de algumas mulheres em relação à SC é positiva, pois consideram que a SC é segura e menos dolorosa do que o parto vaginal (McCourt et al., 2007). É por isso que a preferência das mulheres chinesas está associada aos membros da família e é influenciada pela cultura, em que o marido e a mulher planeiam mutuamente dar à luz um bebé através da SC em qualquer dia de sorte (Lee, Holroyd, E., & Ng, C. Y,, 2001; Lo, 2003).

Para além disso, as mulheres preferem a cesariana para evitar as dores do parto e pensam que a cesariana não é dolorosa em comparação com o parto vaginal normal e que provoca traumas (Gamble JA, 2001; McCourt et al., 2007). O medo da dor do parto é um dos factores mais importantes associados à cesariana (Chong, 2003). Muitos médicos e parteiras são pressionados psicologicamente a efetuar a SC (Faisal-Cury, 2006).

Nos Estados Unidos, a taxa de cesariana a pedido das mães não é totalmente conhecida, mas é possível que ocorra em >3% de todos os nascimentos. A maioria das mulheres solicita aos médicos a cesariana (Ecker. J, 2013). Na Nigéria, um estudo mostrou que 619 (26,5%) foram cesarianas, das quais 27 (4,4%) foram efectuadas a pedido da mãe num total de 2340 partos (Chigbu, 2007).

No Canadá, os resultados mostraram que 28,6% das participantes tinham uma atitude positiva em relação à SC e que 63% das mulheres já tinham ouvido falar da SC a pedido da mãe. Além disso, as inquiridas eram totalmente a favor da cesariana porque consideravam que o parto vaginal era mais doloroso do que a cesariana, tinham receios associados ao parto vaginal e as suas amigas também tinham uma atitude positiva em relação à cesariana. A perceção de que o parto vaginal tinha resultados mais negativos do que a cesariana levou as mulheres a fazerem a cesariana (Gallagher, 2012).

Na Coreia, foi realizado um inquérito telefónico transversal a 505 mulheres coreanas a nível nacional, 10,6% deram à luz por cesariana (S. Lee, Khang, Y., & Lee, M,, 2004). No Vietname, em particular, 19% das mulheres optam pela cesariana por diferentes factores, como o medo da dor (57%), a influência de um familiar que preferiu a cesariana (54%), o facto de 43% pensarem que a criança se tornaria mais inteligente, 29% quererem escolher a data e a hora certas para o parto, 87% pensarem na segurança da mãe e do bebé e 9% recearem complicações vaginais devido ao parto (Thuyen, 2013). Nas últimas duas décadas, as taxas de SC programadas aumentaram até certo ponto. Em Inglaterra (Estatísticas de Maternidade do Serviço Nacional de Saúde, Estatísticas de Episódios Hospitalares, 2012), a SC programada foi registada em 40% em 2011. Na Ásia, 3,7% das inquiridas tiveram uma SC electiva e planeada (Chong, 2003).

Apenas três estudos referiram que as mulheres preferiam a SC sem razões médicas, enquanto outros estudos mostraram que a preferência das mulheres variava entre 0,3 e 4% entre 2000 e 2005 (McCourt et al., 2007). No entanto, na Tailândia, a preferência das mulheres pela SC era 1,5-3 vezes superior à de outros países. Por outro lado, a preferência das mulheres italianas, escocesas e suecas era de 4%, 7% e 8,2% (Yamasmit, 2012). As revisões da literatura documentaram que as questões psicológicas, como o medo da dor do parto, foram uma das principais razões que levaram à SC (Gallagher, 2012; McCourt et al., 2007). Um estudo revelou que 41% das mulheres tinham medo moderado e grave da dor do parto e desejavam fazer SC num total de 86 participantes (Nerum, 2006).

Okonkwo et al., 2012, referiram que 31,1% das mulheres nigerianas consideravam que as mulheres escolhiam a cesariana para uma recuperação mais rápida, 24,9% consideravam que a dor pós-operatória era melhor, 26,1% consideravam que começavam a amamentar mais cedo e 28,9% consideravam que o bem-estar psicológico era melhor do que o das mulheres que não escolhiam a cesariana (Okonkwo, 2012). A cesariana foi associada a diferentes factores, tais como factores psicológicos (perceção de segurança) e factores sociais (McCourt et al., 2007). Além disso, as evidências mostraram que o aumento da taxa de cesariana se deve ao facto de se evitarem as dores do parto, à preocupação com as consequências do parto vaginal, às recomendações dos familiares, à preferência pelo parto em qualquer dia de sorte e à facilidade de organizar a hora do parto (Huang, 1997; Lo, 2003). As revisões da literatura mostram que existe uma grande influência dos valores culturais no nascimento de uma criança, não só na Ásia, mas também nos países ocidentais e orientais. A influência cultural ocidental sobre o nascimento da criança numa boa altura faz parte da astrologia ocidental. Do mesmo modo, as mulheres chinesas acreditam num dia auspicioso e as taiwanesas acreditam no Pe-Ji (Goodkind, 1996; Yip, 2002).

As taxas de cesarianas para explorar a possível natureza da escolha da cesariana em Taiwan para o parto na hora ideal. Foi observada uma correlação positiva e linear entre as pontuações Pe-Ji e a taxa de cesarianas, com um coeficiente de correlação de 0,8. Em Taiwan, as decisões foram afectadas pela crença popular do Pe-Ji, que influencia a preferência de algumas pacientes pelo parto a uma hora específica. Na cultura de Taiwan, o Pe-Ji é influente ao longo de toda a vida. Inclui a adivinhação aquando do nascimento, a escolha do nome de uma criança, a determinação da hora do nascimento de uma criança, a previsão da felicidade de um novo casal antes do casamento, etc. (Hsu, 2008).

Um estudo realizado em Taiwan mostrou que as mulheres preferem a SC por terem o parto em qualquer altura de sorte, para evitarem as dores do parto, para não se preocuparem com os efeitos do parto vaginal natural na vida sexual, para terem um parto fácil e por pressão social (Lo, 2003). Além disso, a SC foi efectuada devido a dias importantes, como o ano lunar do dragão na China, que mostrava que dias específicos eram dias de sorte para ter filhos (Goodkind, 1996). Além disso, a SC era muito maior devido à perceção de que o nascimento num dia de sorte ou azar também era notório. O calendário lunar era indicado para o casamento e o parto (Lo, 2003).

Lee et al. (2001), citados num estudo, disseram que o meu marido prefere sempre a SC em qualquer dia auspicioso para dar à luz (L. Y. K. Lee, Holroyd, E., & Ng, C. Y, 2001). Um estudo demonstrou que a preferência das mulheres pela SC se prendia com o facto de o parto ter de ser realizado numa hora específica, o que é ótimo para o bebé (Yamasmit, 2012). Além disso, as mulheres que preferiam a SC tinham como objetivo evitar as dores do parto e uma mulher também dava importância à astrologia e pedia a SC numa hora específica em Nagpur, na Índia (Ajeet, 2011).

No entanto, para além das mães, também existe a perceção dos pais em relação à SC. Um estudo realizado no norte da Suécia por Johansson et al. (2010) revelou que 6,4% dos pais preferiam a SC ao planeamento da data de nascimento do bebé (M. Johansson, Radestad, I., Rubertsson, C., Karlstrom, A., & Hildingsson, I, 2010). Para além disso, 7,7% das mulheres e 6,9% dos pais preferiram a SC como forma de parto. Há uma elevada percentagem de parceiros que preferem a SC como modo de nascimento e as mulheres também decidem a SC de acordo com o seu desejo (Hildingsson, 2014).

A análise mostrou que isto tem a grande vantagem de saber a hora e a data do nascimento da criança. O pai disse que pode preparar bem o quarto do bebé em casa com esta oportunidade (M. Johansson, Hildingsson, I., & Fenwick, J,, 2013). Além disso, estudos relatam que a recomendação de familiares, amigos, parentes (Ajeet, 2011; Chong, 2003), meios de comunicação e profissionais de saúde (Ajeet, 2011) para o SC é uma das fontes de informação mais comuns.

O medo do parto estava relacionado com a procura de cesariana por parte da mãe (Aksoy, 2014; Karlstrom, 2010; Nieminen, 2009). Um estudo atual relatou que 53,7% das mulheres com medo da dor do parto desejam ter SC (Aksoy, 2014). Além disso, há uma maior frequência de intrusão, como a SC, com medo da dor do parto (Young, 2002). A preferência das mulheres pela SC deve-se sobretudo ao medo do parto (Chong, 2003; Yamasmit, 2012). Algumas mulheres pensaram que a dor do parto é uma das dores mais graves da experiência humana, pelo que a SC é a melhor forma de evitar essa dor e de não ter de a sentir (L. Y. K. Lee, Holroyd, E., &Ng, C. Y" 2001).

A análise de regressão logística múltipla foi usada para mostrar a vontade das mulheres em relação à cesariana, 6,6% das participantes desejam a cesariana por diferentes factores, incluindo o medo de lesões no parto 34,8%, o medo da dor no parto 26,1%, a falta de apoio no parto 17,4%, doença médica anterior 13%, e outras razões 8,7% como a perineotomia e o medo da idade (Okonkwo, 2012).

Além disso, as mulheres preferem a cesariana devido à perceção de que há complicações no parto vaginal normal, traumas e medo do parto, o que coincide com estudos anteriores (Waldenstrom, 2006). Algumas mulheres têm medo da saúde do bebé e do parto durante a gravidez, sendo a posição do bebé um fator importante (Fisher, 2006; Khosravy, 2013). Segundo as conclusões, o parto vaginal é a melhor escolha porque as mulheres têm receio de se magoarem e de fazerem algo de errado através de procedimentos incorrectos durante o parto (Khosravy, 2013; Melender, 2002). A análise mostra que 78% das inquiridas, num total de 329 mulheres, mostraram medo em relação à gravidez e ao parto e desejam fazer SC (Melender, 2002). O medo do parto é um fator significativo para escolher a cesariana em vez do parto vaginal (Pang, 2008).

Além disso, um estudo indicou que as mulheres primíparas (que estão a ter o primeiro filho) desejam fazer uma cesariana sem qualquer indicação clínica devido ao medo das dores do parto, aos riscos para a mãe e para a criança, às complicações após o parto vaginal, como a incontinência urinária, o prolapso vaginal, a disfunção sexual, a falta de confiança no pessoal e a confiança nos médicos (Faisal, 2014).

O reaparecimento de memórias dolorosas pode ser causado por traumas vaginais e até mesmo por pensar neles (Hofberg, 2000). Fuglenes et al, 2011, revelaram que a preferência pela SC se deve ao medo do parto, que é um dos factores mais importantes. O medo foi comparado entre primíparas e multíparas e verificou-se que o medo do parto era 27 vezes maior entre as multíparas e 6 vezes maior nas multíparas (Fuglenes, 2011). A taxa de cesariana foi de 20,8% e o fator mais regular foi o medo do parto (Ghotbi, 2014).

Capítulo 3

Metodologia de investigação

3.0 Introdução

Este capítulo contém a conceção do estudo, o contexto do estudo, a população e a amostra, a técnica dos instrumentos, a recolha de dados e a análise dos dados.

3.1   Conceção do estudo

Foi adotado um desenho de estudo em duas fases (retrospetivo e transversal). O estudo retrospetivo foi realizado para avaliar a prevalência de SC ao longo de um ano. Foi realizado um estudo transversal para determinar a perceção das pacientes relativamente à cesariana. A taxa de cesariana é geralmente definida como o número de partos por cesariana em relação ao número total de nados-vivos, e é geralmente expressa em percentagem.

3.1.1 Estudo retrospetivo

O estudo retrospetivo foi realizado entre janeiro de 2015 e dezembro de 2015 em quatro hospitais públicos de cuidados terciários de Quetta. Os dados relativos a um ano foram recolhidos na sala de partos, no bloco operatório e nas enfermarias pós-natais de ginecologia e obstetrícia de quatro hospitais públicos: Sandemon Provincial Hospital (SPH), Bolan Medical Complex Hospital (BMCH), Sheikh Khalifa bin Ziyyad Hospital (SKBZH) e Mohtarrma Shaheed Benazeer Hospital (MSBH).

Foi utilizado um questionário auto-construído e validado para recolher dados retrospectivos de um ano para cada hospital, que incluía o seguinte

1. Número total de CS

2. Número total de CS repetidas

3. Número total de apresentações pélvicas

4. Número total de distócias (parto obstruído, parto prolongado, falha na indução do parto)

5. Número total de sofrimento fetal (sofrimento fetal, prolapso do cordão umbilical)

6. Todos os outros

7. Número total de partos normais

3.1.2 Vantagens e desvantagens do estudo retrospetivo

Trata-se de um estudo que analisa o passado e examina as exposições a factores de risco ou de proteção suspeitos em relação a um resultado (StatsDirect Limited, 2000-2016). É uma forma menos morosa e bem concebida de responder a novas perguntas com registos existentes (Euser, 2009). É realizado em pequena escala e menos dispendioso porque as exposições já apareceram e são actualizadas para analisar numerosos resultados (James N Hyde).

Entre as desvantagens contam-se a necessidade de uma grande dimensão da amostra, a impossibilidade de calcular os dados através deste estudo, a impossibilidade de controlar a estimativa dos resultados e a necessidade de recorrer a outros para manter registos adequados (James N Hyde). Os erros podem ser observados devido a mistificação e parcialidade (StatsDirect Limited, 2000-2016).

3.1.3 Estudo transversal

A outra parte do estudo baseou-se num estudo transversal que foi realizado durante três meses, de janeiro de 2016 a março de 2016. O estudo transversal foi realizado para avaliar a perceção dos doentes relativamente à SC, tendo sido utilizado um questionário auto-administrado para a recolha de dados através de entrevistas a mulheres. Os itens do questionário foram desenvolvidos a partir de uma revisão da literatura e dos questionários existentes, o consentimento foi informado verbalmente antes da entrevista através do questionário. No estudo transversal, foi identificada a perceção das mulheres grávidas em relação à cesariana, o seu desejo de cesariana e o pedido de cesariana na ausência de indicação médica. Os dados demográficos incluíam a idade, o número de filhos, o nível de escolaridade, a profissão, a residência, os antecedentes de cesariana, com ou sem indicação médica e a fonte de informação.

3.1.4 Vantagens e desvantagens do estudo transversal

A principal vantagem do estudo transversal (estudo prospetivo) é a autenticidade da recolha de dados no que diz respeito aos factores de confusão, às exposições e ao desfecho (Euser, 2009). Mas é luxuoso, demorado e exaustivo devido ao período de acompanhamento alargado (Euser, 2009).

3.2   Contexto do estudo

O estudo foi efectuado em quatro hospitais públicos terciários de Quetta, no Paquistão.

1.   Hospital Provincial de Sandeman (SPH)

2.   Complexo Médico Hospitalar de Bolan (BMCH)

3.   Hospital Sheikh Khalifa bin Ziyyad (SKBZH)

4.   Hospital Mohtarrma Shaheed Benazeer (MSBH)

Estes quatro hospitais são os maiores hospitais públicos da cidade e estão ao alcance do público em geral. O departamento de obstetrícia e ginecologia está bem estabelecido aqui, todas as instalações e maquinaria moderna estão disponíveis nos hospitais.

3.2.1 Hospital Provincial de Sandeman

O Sandeman Provincial Hospital Quetta foi fundado em 1939 na estrada de Jinnah, em Quetta. Trata-se de um hospital público terciário, de ensino e governamental. Está situado a meio da cidade e serve uma população de 50 000 pessoas. Está parcialmente equipado com equipamento moderno. Tem todos os departamentos básicos de emergência, cardíaco, medicina, cirurgia, pediatria, ortopedia, odontologia e ginecologia e obstetrícia. Um departamento de ginecologia e obstetrícia bem estabelecido está a funcionar com duas unidades de departamento de ginecologia com uma sala de parto, sala de operações e duas enfermarias com 31 camas e 28 camas, num total de 59 camas. O departamento de ginecologia dispõe de médicos e de pessoal 24 horas por dia e o parto é normal, de emergência ou planeado. A anestesia geral é a mais utilizada, mas nalguns casos também é utilizada a raquianestesia. É efectuada uma intervenção uterina baixa. Após um parto normal, as mulheres são mantidas durante uma hora na sala de parto e, após uma cesariana, são internadas durante 3 a 7 dias, sendo os seus bebés mantidos com elas próprias. Não só todos os serviços são prestados gratuitamente ou a um custo muito reduzido, como também 95% dos medicamentos são fornecidos.

3.2.2 Hospital do Complexo Médico de Bolan

O hospital Bolan Medical Complex foi criado em 2001, situado na Brewery road Quetta. Trata-se de um hospital público terciário, de ensino e governamental. Está parcialmente equipado com equipamento moderno. Tem todos os departamentos básicos de emergência, cardíaco, medicina, cirurgia, pediatria, ortopedia, odontologia e ginecologia e obstetrícia. Um departamento de ginecologia e obstetrícia bem estabelecido está a funcionar com duas unidades de departamento de ginecologia com uma sala de parto, sala de operações e duas enfermarias com 24 camas e 20 camas, num total de 45 camas. O departamento de ginecologia dispõe de médicos e pessoal permanente e o parto é normal ou de emergência e planeado. Todos os serviços são prestados gratuitamente ou com custos muito reduzidos e os medicamentos são gratuitos para as pacientes.

3.2.3 Hospital Sheikh Khalifa Bin Ziyyad

O hospital Sheikh Khalifa Bin Ziyyad foi criado em 1997 como projeto federal e situado na estrada de Mastung, em Quetta. Trata-se de um hospital universitário público de cuidados terciários. É financiado pela fundação Sheikh Khalifa Bin Ziyyad. Tem todos os departamentos básicos de emergência, cardíaco, medicina, cirurgia, pediatria e ginecologia e obstetrícia. O serviço de ginecologia e obstetrícia

O departamento de ginecologia tem uma sala de parto, um bloco operatório e uma enfermaria com 25 camas. Os serviços são prestados apenas de manhã e à noite no departamento de ginecologia, enquanto a cesariana é efectuada apenas de manhã. São prestados serviços gratuitos aos pacientes.

3.2.4 Hospital Mohtarrma Shaheed Benazeer

O Mohtarrma Shaheed Benazeer Hospital Quetta foi fundado em 2008 e totalmente funcional em dezembro de 2008 na estrada de Gulistan Town Major Muhammad Ali Shaheed em Quetta. É um hospital público de cuidados terciários. Tem todos os departamentos básicos de medicina, cirurgia, pediatria e ginecologia e obstetrícia. O departamento de ginecologia e obstetrícia tem uma sala de parto, uma sala de operações e uma enfermaria com um total de 8 camas. Os serviços são prestados apenas de manhã, a cesariana de emergência não é realizada, a cesariana planeada é realizada apenas num dia específico da semana.

3.3 População estudada e técnicas de amostragem

Foi utilizada uma técnica de amostragem simples de conveniência. O alvo deste estudo foram todas as grávidas que fizeram cesariana e foram admitidas nas enfermarias pós-natais. Os dados foram recolhidos de todas as mulheres que foram admitidas nas enfermarias pós-natais, quer antes de serem submetidas a uma cesariana, quer depois de terem sido submetidas a uma cesariana.

Foi utilizada a seguinte fórmula para a dimensão da amostra:

$$n = \frac{Z^2\, p(p\text{-}1)}{d^2}$$

Z é uma estatística para um nível de confiança. (Para um nível de confiança de 95%, o valor Z convencional é 1,96); p: prevalência esperada e d: precisão (considera-se que d é 0,05 para produzir uma boa precisão e um menor erro de estimativa).

$$n = \frac{Z^2\, p(p\text{-}1)}{d^2}$$

$$n = \frac{(1,96)^2\, (0,24)(1\text{-}0,24)}{(0.05)^2}$$

$$n = \frac{3.84*0,182}{0.0025}$$

$$n = \frac{0,699}{0.0025}$$

= 280 x 0,30 (taxa de abandono escolar)

$=280 + 84$

$=364$

Utilizando uma fórmula de efeito de conceção dupla (DDEF), a dimensão final da nossa amostra foi de

$=364 \times 2 = 728$

3.4   Critérios de inclusão

Os critérios de inclusão do estudo foram os seguintes

1. Todas as grávidas admitidas que iam dar à luz por SC ou que tinham dado à luz um bebé por SC.

2. A idade dos participantes deve ser de 15 a 45 anos.

3. Os participantes que estavam dispostos a participar no estudo

4. Capacidade de comunicação

3.5   Critérios de exclusão

Os critérios de exclusão neste estudo foram os seguintes

1. Mulheres normalmente entregues

2. Questionário incompleto

3. Mulheres abortadas

4. Sectores privados

3.6   Instrumento de investigação

3.6.1   Informações sobre características sócio-demográficas

Todos os questionários foram seguidos das características sócio-demográficas, que incluíam a idade, o número de filhos, o nível de educação, a profissão, a localidade, os antecedentes de CS, com ou sem indicação médica, e a fonte de informação.

3.6.2   Informações sobre a perceção em relação à SC

Foi elaborado um questionário para conhecer a perceção dos participantes relativamente à SC. Dezasseis (16) perguntas sobre a perceção em relação à SC, com três (3) opções: sim, não e não sei.

3.7   Tradução, validade, fiabilidade e estudo piloto

O questionário foi traduzido para urdu por um perito linguístico. O questionário foi novamente traduzido para inglês por outro perito. O questionário foi novamente submetido à validade facial e de conteúdo por peritos da Faculdade de Farmácia e Ciências da Universidade do Baluchistão. A fiabilidade do questionário foi obtida através da realização de um estudo-piloto. Foi efectuado um teste-piloto antes de iniciar o inquérito oficial para garantir a validade, a sequência lógica das perguntas e a compreensão, bem como para estabelecer um período de tempo adequado para a entrevista. O questionário foi testado em 20 mulheres grávidas. Foi utilizado o alfa de Cronbach para avaliar a consistência interna do instrumento de investigação. O instrumento foi considerado fiável com um valor alfa de 0,771.

3.8   Recolha de dados

A recolha de dados foi efectuada através da entrega de um questionário aos participantes e da orientação para o seu preenchimento. Após o preenchimento, os questionários foram recolhidos e mantidos em segredo, sem que ninguém pudesse aceder aos mesmos. No final, o investigador agradeceu a colaboração dos participantes.

3.9   Análise de dados

Os questionários foram codificados e analisados utilizando o IBM Statistical Package Social Science (SPSS). O teste K-S foi utilizado para avaliar a normalidade e os testes não normais foram utilizados em conformidade. Foi efectuada uma análise descritiva, tendo-se utilizado a frequência e a percentagem para descrever as características demográficas. Procedeu-se à tabulação cruzada e ao teste de independência do qui-quadrado para comparar as características demográficas e socioeconómicas e calcular os valores de p. Quando se observaram diferenças significativas, o teste foi interpretado utilizando o teste Phi/Cremer v. Um valor de p inferior a 0,05 foi considerado significativo.

Capítulo 4
RESULTADOS

4.0 Prevalência e perceção dos doentes relativamente à SC
4.1   Prevalência

A Tabela 4.1 mostra a taxa de prevalência de SC no Hospital Provincial de Sandemon. O número total de partos no ano de 2015 foi de 10959, sendo que a SC representou 1895 (15,7%) do total de partos. A Tabela 4.2 mostra a taxa de prevalência de SC no hospital do Complexo Médico de Bolan. O número total de partos no ano de 2015 foi de 12238, sendo que a SC representou 1090 (8,90%) do total de partos. A Tabela 4.3 mostra a taxa de prevalência de SC no hospital Sheikh Khalifa Bin Ziayad. O número total de partos no ano de 2015 foi de 106, sendo que a SC representou 23 (21,69%) do total de partos. A Tabela 4.4 mostra a taxa de prevalência de SC no hospital Muhtarrma Shaheed Benazeer. O número total de partos no ano de 2015 foi de 43, sendo que a SC representou 36 (78,26%) do total de partos. A Tabela 4.5 mostra a taxa de prevalência de SC nos quatro hospitais. O número total de partos no ano de 2015 foi de 23346, sendo que a SC correspondeu a 3044 (13,03%) do total de partos.

Tabela 4.1: Prevalência de SC no Sandeman Provincial Hospital Quetta: Análise retrospetiva de um ano

Razões

Mês	Total CS	Anterior CS	Distocia			Apresentação pélvica	Sofrimento fetal		Outros	Total de entregas
			Trabalho de parto obstruído	Trabalho prolongado	Falha na indução do parto		Sofrimento fetal	Prolapso do cordão umbilical		
janeiro	135	53	16	1	2	6	1	2	54	855
fevereiro	151	63	16	4	4	7	1	4	54	849
março	164	63	33	0	4	9	3	0	52	810
abril	164	58	29	0	6	3	3	3	63	821
maio	152	49	31	1	6	2	6	1	66	903
junho	146	52	10	2	4	4	1	1	65	890
julho	149	61	20	0	4	2	3	1	58	851
agosto	165	65	26	2	4	1	0	2	64	955
setembro	156	63	26	0	0	4	1	1	61	963
outubro	152	50	27	2	2	6	2	4	56	1003
novembro	150	56	13	1	3	3	3	1	68	1000
dezembro	211	78	26	2	6	13	0	0	86	1059
Total	1895	711	273	15	45	60	24	20	747	10959

Quadro 4.2: Prevalência de SC no Bolan Medical Complex Hospital Quetta: Análise retrospetiva de um ano

Mês	Total CS	Anterior CS	Distocia			Razões Apresentação pélvica -	Sofrimento fetal		Outros	Total de entregas
			Obstrução ao trabalho de parto	Trabalho prolongado	Falha na indução do parto		Sofrimento fetal	Prolapso do cordão umbilical		
janeiro	61	25	4	0	6	3	1	0	22	820
fevereiro	81	29	12	0	1	3	1	5	30	1164
março	98	32	11	0	4	9	3	0	39	894
abril	90	33	12	1	6	3	2	3	30	1216
maio	80	30	3	2	0	10	3	2	30	1018
junho	94	49	8	2	6	0	3	1	25	1034
julho	99	45	7	1	4	4	6	2	30	1038
agosto	101	44	16	0	5	5	7	2	22	1069
setembro	95	40	11	0	5	4	4	0	0	1019
outubro	94	44	8	1	4	6	3	3	25	1043
novembro	97	36	9	0	6	11	7	1	27	896
dezembro	100	40	15	0	3	8	8	3	25	1027
Total	**1090**	**447**	**116**	**7**	**50**	**64**	**48**	**22**	**336**	**12238**

Tabela 4.3: Prevalência de SC no Sheikh Khalifa Bin Ziayad Hospital Quetta: Análise retrospetiva de um ano

Mês	Total CS	Anterior CS	Distocia			Razões Apresentação pélvica	Sofrimento fetal		Outros	Total de entregas
			Trabalho de parto obstruído	Trabalho prolongado	Falha na indução do parto		Sofrimento fetal	Prolapso do cordão umbilical		
janeiro	0	0	0	0	0	0	0	0	0	10
fevereiro	0	0	0	0	0	0	0	0	0	07
março	4	0	4	0	0	0	0	0	0	15
abril	0	0	0	0	0	0	0	0	0	5

Mês									
maio	4	2	0	0	0	1	0	0	1	10
junho	1	0	0	0	0	0	0	0	1	9
julho	0	0	0	0	0	0	0	0		5
agosto	2	0	0	0	0	1	0	0	1	5
setembro	1	0	0	0	0	0	0	0	1	10
outubro	4	3	0	0	0	0	0	0	1	8
novembro	4	4	0	0	0	0	0	0	0	10
dezembro	3	2	0	0	0	0	0	0	1	12
Total	**23**	**11**	**4**	**0**	**0**	**2**	**0**	**0**	**6**	**106**

Tabela 4.4: Prevalência de SC no Muhtarrma Shaheed Benazeer Hospital Quetta: Análise retrospetiva de um ano

Mês	Total CS	Anterior CS	Distocia			Razões Apresentação pélvica -	Sofrimento fetal		Outros	Total de entregas
			Obstrução ao trabalho de parto	Trabalho prolongado	Falha na indução do parto		Sofrimento fetal	Prolapso do cordão umbilical		
janeiro	1	1	0	0	0	0	0	0	0	1
fevereiro	1	1	0	0	0	0	0	0	0	1
março	1	1	0	0	0	0	0	0	0	1
abril	6	3	0	0	0	0	0	0	3	7
maio	3	1	0	0	0	0	0	0	2	4
junho	2	1	0	0	0	0	0	0	1	6
julho	7	3	0	0	0	0	0	0	4	9
agosto	3	2	0	0	0	0	0	0	1	5
setembro	6	4	0	0	0	0	0	0	2	1
outubro	4	4	0	0	0	0	0	0	0	4
novembro	1	1	0	0	0	0	0	0	0	3
dezembro	1	1	0	0	0	0	0	0	0	1
Total	**36**	**23**	**0**	**0**	**0**	**0**	**0**	**0**	**13**	**43**

Tabela 4.5: Número total de SC nos quatro hospitais; análise retrospetiva de um ano

Total CS	Total anterior	Distocia total	Total Brecha	Depressão fetal	Outros	Número total de entregas
3044	1192	510	126	114	1102	23346

4.2 Perceção do doente em relação ao SC

A Tabela 4.6 mostra que (53,7%) dos inquiridos pertenciam ao grupo etário dos 26-35 anos, a maioria dos inquiridos (62%) não tinha educação formal e 95% preferiam a SC quando esta era clinicamente indicada e 90% dos inquiridos receberam informações sobre a SC por parte do médico.

Tabela 4.6: Características demográficas dos inquiridos do estudo

Características	Frequência	Percentagem
Grupo etário		
16-25	240	33.5
26-35	385	53.7
36-45	91	12.7
>45	1	0.1
Educação		
Sem educação formal	446	62.2
Primário	75	10.5
Secundário	135	18.5
Terciário	61	8.5
Situação profissional		
Empregado	78	10.9
Desempregado	639	89.1
Localidade		
Urbano	390	54.4
Rural	327	45.6
Antecedentes de cesariana		
Sim	434	60.5
Não	283	39.5
Motivo da SC		
Indicação médica	681	95.0
Sem indicação médica	36	5.0
Fonte de informação		
TV	5	0.7

Internet	7	1.0
Jornal	1	0.1
Família/Amigos	56	7.8
Médico	648	90.4

A Tabela 4.7 mostra a resposta ao questionário. Embora 565 (78,8%) considerassem a cesariana perigosa, 534 (74,5%) pensavam que era a melhor forma de salvar a vida da mãe e do bebé, ainda assim 450 (62%) das inquiridas gostariam de evitar a cesariana devido às dores pós-operatórias, 422 (58,9%) preferiam o parto normal à cesariana e 502 (70%) das inquiridas estavam dispostas a fazer a cesariana quando esta fosse medicamente indicada, da mesma forma que 503 (70%) inquiridas estavam dispostas a fazer a cesariana por recomendação médica 389 (54,3%).

Quadro 4.7: Respostas aos itens do questionário (N, %)

Itens do questionário	Sim	Não	Não sei
Considera que a cesariana é perigosa?	565 (78.8)	121 (16.9)	31 (4.3)
Prefere uma cesariana planeada?	336(46.9)	336(46.9)	45(6.3)
Deseja submeter-se a uma cesariana se tal for indicado?	502 (70.0)	173 (24.1)	42 (5.9)
Deseja submeter-se a uma cesariana se não estiver indicada?	187(26.1)	492 (68.6)	38 (5.3)
Acha que a cesariana pode resultar em morte?	411 (57.3)	245 (34.2)	61(5.3)
Acha que o parto normal pode levar à morte?	371 (51.7)	278 (38.8)	67 (9.3)
Prefere a cesariana para melhorar a sua saúde?	326 (45.5)	321 (44.5)	69 (9.6)
Deseja fazer uma cesariana por recomendação do médico?	503 (70.2)	139(19.4)	75 (10.5)

Acha que tem conhecimentos suficientes sobre a cesariana?	297 (41.4)	339 (47.3)	81 (11.3)
Considera que o parto normal é doloroso?	390 (54.4)	262(36.5)	65 (9.1)
Acha que a cesariana é melhor do que o parto normal?	226 (31.5)	422 (58.9)	69 (9.6)
Acha que a cesariana deve ser evitada devido à dor pós-operatória?	450 (62.8)	192 (26.8)	75 (10.5)
Acha que a cesariana é a melhor forma de salvar a vida da mãe e do bebé?	534 (74.5)	119(16.6)	64 (8.9)
Acha que a cesariana pode resultar em infertilidade?	173 (24.1)	389 (54.3)	155 (21.6)
Acha que a cesariana está associada a uma cesariana anterior?	292 (40.7)	298 (41.6)	127 (17.7)
Considera que a cesariana é mais segura do que o parto normal?	200 (27.9)	427 (59.6)	89 (12.4)

A Tabela 4.8 mostra a associação entre as variáveis e os dados demográficos. Quando as mulheres foram questionadas sobre se a SC é perigosa, verificou-se uma associação significativa entre as variáveis educação (0,004), localidade (0,001) e situação profissional (<0,001), sendo que as que pertenciam à zona rural, não tinham educação e estavam desempregadas achavam que a SC era perigosa. Foi registada uma associação significativa entre as variáveis e a escolaridade (0,001%) quando questionados sobre o facto de a SC poder levar à morte, a sua resposta foi que a SC pode levar à morte. Foi observada uma associação significativa entre o estatuto de emprego (0,001%) e as variáveis. Os participantes que estavam empregados gostariam de fazer SC por recomendação do médico. Foi observada uma associação significativa entre as variáveis e a escolaridade (0,001%), os participantes que tinham formação académica consideravam ter conhecimentos suficientes sobre a SC. Foi observada uma associação significativa entre as variáveis educação (<0,001) e localidade (<0,001), pois as participantes consideraram que o parto vaginal normal é doloroso. Os participantes que já foram submetidos à cesariana pensaram que a cesariana é sempre feita devido à cesariana anterior, razão pela qual houve uma associação significativa entre a localidade (<0,001%) e a situação profissional (0,004). No entanto, embora a relação entre as variáveis significativas e os dados demográficos tivesse uma direção positiva, a magnitude era demasiado pequena para ser considerada para investigações mais aprofundadas.

Tabela 4.8: Tabulação cruzada entre as características demográficas e as variáveis do estudo

Valor P*

Itens do questionário	Idade	Educação	localidade	Emprego
Considera que a cesariana é perigosa?	0.846	**0.004**	**0.001**	**0.001**
	N/A	$\Phi c = 0{,}115$	$\Phi c = 0.135$	$\Phi e = 0{,}154$
Prefere uma cesariana planeada?	0.891	**0.023**	0.282	**0.030**
	N/A	$\Phi c = 0{,}101$	N/A	$\Phi e = 0{,}099$
Deseja submeter-se a uma cesariana se tal for indicado?	0.517	0.058	0.408	0.141
Deseja submeter-se a uma cesariana se não estiver indicada?	0.996	0.266	0.202	0.499
Acha que a cesariana pode resultar em morte?	**0.033**	**0.001**	**0.044**	**0.006**
	$\Phi e = 0.098$	$\Phi e = 0{,}128$	$\Phi c = 0.093$	$\Phi c = 0{,}119$
Acha que o parto normal pode levar à morte?	0.784	**0.008**	0.124	0.808
	N/A	$\Phi e = 0{,}102$	N/A	N/A
Prefere a cesariana para melhorar a sua saúde?	0.163	0.173	0.338	0.645
Deseja fazer uma cesariana por recomendação do médico?	0.396	0.058	0.385	**0.001**
	N/A	N/A	N/A	$\Phi e = 0{,}142$
Acha que tem conhecimentos suficientes sobre a cesariana?	**0.020**	**0.001**	**0.006**	0.333
	$\Phi e = 0.103$	$\Phi e = 0{,}127$	$\Phi e = 0.120$	N/A
Considera que o parto normal é doloroso?	0.847	**0.001**	**0.001**	0.406
	N/A	$\Phi e = 0{,}135$	$\Phi c = 0.190$	N/A
Acha que a cesariana é melhor do que o parto normal?	**0.042**	**0.007**	**0.005**	0.133
	$\Phi e = 0.095$	$\Phi c = 0{,}111$	$\Phi c = 0.122$	N/A
Considera que a cesariana deve ser evitada devido ao pós-operatório dor?	0.624	0.394	0.075	0.441
Acha que a cesariana é a melhor forma de salvar a vida da mãe e do bebé? vida?	0.307	**0.022**	0.508	**0.028**
	N/A	$\Phi e = 0{,}102$	N/A	$\Phi e = 0{,}100$
Acha que a cesariana pode resultar em infertilidade?	0.385	**0.003**	0.467	0.109
	N/A	$\Phi c = 0{,}117$	N/A	N/A
Acha que a cesariana está associada a uma cesariana anterior? secção?	0.240	**0.045**	**0.001**	**0.004**
	N/A	$\Phi e = 0{,}095$	$\Phi c = 0.156$	$\Phi e = 0{,}123$
Considera que a cesariana é mais segura do que o parto normal?	0.356	**0.006**	**0.011**	0.138
	N/A	$\Phi c = 0{,}113$	$\Phi c = 0.122$	N/A

Teste do Qui quadrado, N/A = Não aplicável, Φe = Constante de Cremer

Capítulo 5
DISCUSSÃO

5.0 Prevalência

O presente estudo confirma que a taxa de prevalência de SC não é superior ao intervalo da OMS (Organização Mundial de Saúde, 1985) em quatro hospitais de cuidados terciários do distrito de Quetta para 2O15.

Os dados retrospectivos de um ano mostram que a taxa de prevalência de SC em quatro hospitais públicos de cuidados terciários de Quetta, de janeiro a dezembro de 2015, foi de 3044 do número total de partos de 23346, representando 13,03%, comparando com duas cidades do Paquistão, talvez a situação seja bastante semelhante em ambas as cidades, um estudo realizado no Hospital Fatima Jinnah Lahore em 2000 mostrou que a taxa de prevalência de SC foi de 24,1% (Khan et al., 2012) e as provas mostraram que no Lyari General hospital Karachi em 2007 a taxa de prevalência de SC era de 22,3% (Jaleel, 2007), o que é muito elevado em comparação com o presente estudo, que também seguiu as directrizes da OMS 1015% (Organização Mundial de Saúde, 1985). É de crer que a prevalência seja mais baixa em quatro hospitais de Quetta do que em províncias com rendimentos elevados. Isto pode ser a hipótese de que o parto vaginal normal é bastante preferível aqui do que a SC e os obstetras têm a mesma prática neste cenário.

No estudo atual, a taxa de prevalência de SC em dois hospitais públicos e de ensino de cuidados terciários, o Sandemon Provincial (SPH) e o Bolan Medical Complex Hospital (BMCH), é de 15,7% e 8,90% em 2015. Está dentro do intervalo recomendado pela OMS, porque nestes dois hospitais não só a CS de emergência é mais realizada do que a CS planeada, mas também o parto vaginal normal é mais considerável do que a CS.

Em contrapartida, a prevalência de SC noutros dois hospitais, o Sheikh Khalifa Bin Ziayad hospital (SKBZ) 21,69% e o Muhtarrma Shaheed Benazeer hospital (MSBH) 78,26%, foi muito elevada em comparação com os outros dois hospitais. Considerando que estes dois hospitais ficam muito longe da cidade, o público em geral não tem acesso fácil ao hospital e encaminha a maioria das pacientes para outros dois hospitais em casos de emergência, quer de cesariana quer de parto vaginal normal.

No entanto, o parto normal planeado é mais realizado do que o de emergência e só funciona de manhã. É também uma razão pela qual as próprias pacientes preferem o SPH e o BMCH para o parto normal, devido à disponibilidade de todas as instalações e de pessoal 24 horas por dia, em comparação com o SKBZ e o MSBH, podendo também considerar-se que nestes hospitais a prática de cesariana é mais comum do que em dois destes hospitais. Mas é tão elevada como nos países industrializados, como a taxa de cesarianas nos Estados Unidos, que foi de 27,6% nos últimos sete anos (Hamilton BE, 2004).

O presente estudo demonstrou que a taxa de SC está dentro dos limites da OMS. Por outro lado, em alguns países em desenvolvimento, a taxa de SC continua a estar de acordo com as directrizes da OMS, como é o caso da taxa de SC nos Países Baixos, 7,4% a 13,5% entre 1990 e 2002 (Patah LE, 2011) e no Bangladesh 3% a 12% entre 2001 e 2010 (Kambo I, 2002). Por outro lado, em muitos países desenvolvidos, as taxas de SC têm vindo a aumentar de forma constante ao longo da última década (Dobson R, 2001; Hamilton BE, 2004). Por exemplo, na Bélgica, 10,5% para 17,8% entre 1990 e 2008, na Grã-Bretanha, 11,3% para 23% entre 1990 e 2004, em França, 16,1% para 18,8% entre 1999 e 2003 (Patah LE, 2011).

Verificou-se no nosso estudo que a CS de emergência foi feita mais do que a CS electiva, resultados consistentes foram também observados noutros estudos, que revelaram que os países de baixa industrialização predominam na CS de emergência em comparação com a CS electiva (V. E. Villar J, Wojdyla D, Zavaleta N, Carroli G, Velazco A, Shah A, Campodonico L, Bataglia V, Faundes A, Langer A, Narvaez A, Donner A, Romero M, Reynoso S, Simonia de Padua K, Giordano D, Kublickas M, Acosta A, 2006).

Um estudo atual demonstrou o elevado número de CS repetidas, o que levou a um aumento elevado da taxa de prevalência da CS, sendo que o número total de CS repetidas foi de 1192 do número total de CS de 3044. A análise revelou que, de alguma forma, a repetição da SC é mais responsável pelo aumento da prevalência da SC do que outros factores. De facto, o resultado mostrou a elevada incidência de SC de repetição nos quatro hospitais. Há um ditado que diz: "Uma vez uma secção, sempre uma secção" (H. L. a. S. Minkoff, Richard H, 1980). Pode dizer-se que ninguém tenta fazer um parto normal depois de uma cesariana. Tornou-se uma prática comum a todos os obstetras. No entanto, o estudo efectuado por Syeda Rabia, em 2010, provou que, em algumas mulheres, o parto vaginal é seguro após a cesariana (Syeda Rabia, 2010).

No entanto, o aumento da taxa de SC nestes hospitais deveu-se à repetição da SC. Da mesma forma, os resultados em Teerão mostraram que 31,2% das cesarianas se devem a cesarianas anteriores (Moini A, 2007). A elevada prevalência de cesarianas de repetição é observada em quatro países do Sudeste Asiático (Kwawukume EY, 2001). Do mesmo modo, 90% dos partos com cesariana devem-se a cesariana de repetição nos EUA (Taffel, 1987). A taxa de cesarianas pode ser reduzida quando se pratica em cada paciente o parto vaginal após a cesariana. Pode-se dizer que a SC é a visão mais liberal como modo de parto aceitável pelos obstetras juniores. Por exemplo, Merril e Gibbis (Merrill, 1978) fizeram uma tentativa de reduzir a taxa de cesarianas, tendo as pacientes sido submetidas a um parto vaginal seguro após a cesariana. Mas também se considera que a repetição planeada da cesariana é uma opção melhor e mais segura do que o parto vaginal.

O presente estudo mostrou que o segundo fator mais importante é a distocia (trabalho de parto obstruído, falha na indução e trabalho de parto prolongado), que contribuiu para um aumento da taxa de SC. Nos Estados Unidos, 65% das cesarianas foram efectuadas devido a distócia (Taffel, 1987). Em contraste, a apresentação pélvica e o sofrimento fetal não foram factores tão importantes que provocaram o aumento da SC no presente estudo, mas nos Estados Unidos, 79% das SC foram realizadas devido a apresentação pélvica e 46% devido a sofrimento fetal (Taffel, 1987). Embora a taxa de prevalência da cesariana tenha vindo a aumentar continuamente nos últimos 10 anos devido ao sofrimento fetal (Minkoff, L & Richard H, 1980), no presente estudo este não é tão responsável como os outros factores.

Além disso, a taxa de cesariana aumentou de forma surpreendente no Canadá, tal como nos Estados Unidos, com uma diferença de 1% nos anos actuais, e ambos os países lideram todos os outros 15 países com rendimentos elevados (Notzon FC, 1987). O estudo atual revelou que a repetição da cesariana é o principal fator que contribui para o aumento da taxa de cesariana. Outros factores podem ser negligenciáveis, como a apresentação pélvica, a distocia e o sofrimento fetal, que desempenham um papel menor no aumento da taxa de prevalência da cesariana. No Reino Unido, o Centro Nacional de Colaboração para a Saúde da Mulher e da Criança considerou que o sofrimento fetal e a má apresentação eram os principais factores para a taxa de cesariana (Bick D, 2004).

5.1 Perceção em relação à SC

5.1.1 Características demográficas

No presente estudo, verificou-se que o total de participantes era de 718 e que a idade materna era de 26-35 anos, com uma frequência de 385 (53,7%), uma vez que a classificação da idade foi efectuada entre menos de 20 anos e mais de 40 anos. Este é o melhor resultado do estudo porque a idade materna, como fator determinante, é muito importante para a ocorrência de SC, tal como em alguns estudos a idade materna avançada foi consideravelmente relacionada com a SC do que outras variáveis (Barber EL, 2011; V. E. Villar J, Wojdyla D, Zavaleta N, Carroli G, Velazco A, Shah A, Campodonico L, Bataglia V, Faundes A, Langer A, Narvaez A, Donner A, Romero M, Reynoso S, Simonia de Padua K, Giordano D,Kublickas M, Acosta A, , 2006). Leung et al. relataram resultados semelhantes, tendo a idade conjugal avançada sido também um fator significativo na melhoria da taxa de SC (Leung GM et al., 2001).

No estudo atual, 78,8% das mulheres consideraram que a SC é perigosa e preferiram o parto vaginal. Apenas 16% das mulheres afirmaram que a SC não é perigosa e preferiram o parto vaginal. Foram observados resultados consistentes no estudo realizado em Khyber Pastoon Khaw por Qudusi Qazi et al, segundo o qual 32,1% das inquiridas não aceitavam a cesariana (Qazi, 2013). À semelhança do estudo efectuado no Gana, 93,3% das mulheres preferiram o parto vaginal à cesariana na entrevista (Adageba, 2008). Noutro estudo realizado no Chile, 77,8% das mulheres preferiam o parto vaginal normal, 9,4% preferiam a cesariana e 12,8% eram neutras num universo de 180 participantes, enquanto a taxa de cesariana era de 60% nos hospitais privados (Angeja AC, 2006). Outro resultado semelhante foi registado na Austrália, onde 93,5% das mulheres preferiam o parto vaginal e apenas 6,4% preferiam a cesariana, num total de 290 mulheres (Gamble JA, 2001). A análise em Nagpur também é idêntica à mencionada acima: 91,5% das mulheres preferiram o parto vaginal, contra 8,5% que preferiram a cesariana (Ajeet, 2011).

Interpretação da relação entre os dados demográficos e as variáveis Foi revelado no presente estudo que as mulheres com um elevado nível de instrução 8%, com estatuto profissional 10,9% e pertencentes a zonas urbanas 54,4% preferiam a SC ao parto vaginal devido ao receio de dores de parto, ao modo de parto mais fácil, conveniente para a doente e para uma boa saúde, tal como referido por Ajeet et al, 87,7% das mulheres preferiam a SC para uma melhor saúde (Ajeet, 2011). À semelhança do estudo, os profissionais de saúde preferiram a cesariana sem qualquer indicação clínica, talvez por pertencerem à mesma área e considerarem a cesariana mais perigosa e dispendiosa. A razão para tal pode ser o facto de também considerarem a SC menos dolorosa, adequada para a paciente e uma forma fácil de dar à luz (Johanson RB et al, 2001).

Além disso, foi observada uma associação significativa entre a educação e a localidade quando se perguntou sobre o parto vaginal doloroso, o valor de p foi (>0,001), pelo que se pode colocar a hipótese de que as pessoas com educação superior e que pertenciam a zonas urbanas consideravam o parto vaginal mais doloroso do que o SC. Portanto, esta pode ser uma razão para preferir o SC para evitar a dor, tendo sido observados resultados consistentes em vários estudos, tais como Chong & Mongeli, 2003, Yamasmit & Chaithongwongwatthana, 2012 e Okonkwo et al., 2012 (Chong, 2003; Okonkwo, 2012a; Yamasmit, 2012).

Pelo contrário, as participantes com um nível de escolaridade mais baixo (10,5% ou 18,5%), sem educação formal (62%) e desempregadas (89%), preferiram o parto vaginal à cesariana como modo de parto. Um estudo realizado por Rice et al (Rice PL, 1998) revelou que as mulheres tailandesas que frequentam um hospital australiano preferem o parto vaginal devido à perceção de que é mais seguro do que a cesariana. O facto de as mulheres preferirem o parto vaginal em vez da cesariana pode dever-se a experiências de parto negativas passadas e decepcionantes. Como o estudo mostrou, as inquiridas sentiam-se melhor e as que preferiam o parto vaginal tinham uma média mais baixa na escala de ansiedade de estado do que as participantes que preferiam a cesariana (Gamble JA, 2001). (Awoyinka BS, 2006a). O nível de educação das mulheres e o estatuto profissional também têm uma relação significativa entre as variáveis. Muitos estudos referem que as mulheres que têm conhecimentos sobre o seu estado de saúde são capazes de participar na tomada de decisões (Coulter, 2008; Mould TA, 1996). A educação das mulheres grávidas e a situação profissional também têm um papel importante na escolha do SC (Aziken, 2007; Wax JR, 2004).

Estas evidências provam que é improvável que a preferência das mulheres seja o fator determinante mais importante para o aumento da taxa de SC. No presente estudo, as mulheres que preferiram o parto vaginal consideraram a cesariana mais perigosa e evitaram a dor pós-operatória, ao passo que as que preferiram a cesariana consideraram o parto vaginal mais doloroso. Estes resultados realçaram a necessidade de os obstetras informarem as pacientes sobre os riscos e as complicações do procedimento de cesariana e do parto vaginal, para que as mulheres possam ter uma imagem clara dos métodos de parto e possam tomar qualquer decisão no local.

No presente estudo, apesar de as mulheres terem percebido que o parto vaginal é mais doloroso, preferiram o parto vaginal à cesariana, resultados semelhantes aos de Syeda Rabia et al. (2010) em toda a história, apesar de o parto vaginal normal ser doloroso, é a forma mais segura de dar à luz (Syeda Rabia, 2010). As mulheres interessadas em ter um parto vaginal consideram que a cesariana é mais perigosa, não é mais segura e não é melhor do que o parto vaginal. Poder-se-ia dizer que as mulheres estão mais satisfeitas com o parto vaginal do que com o parto vaginal, o que tem as mesmas consequências que Fenwich (2010), que demonstrou no seu estudo que as mulheres não beneficiam de implementações individuais no parto vaginal (Fenwick, 2010). Além disso, Gamble et al. mostraram que 12,1% das mulheres disseram que o SC não é aceitável em nenhuma condição (Gamble JA, 2001). Um estudo efectuado por Adageba et al. revelou os mesmos resultados (Adageba, 2008). As razões que as levaram a preferir o parto vaginal não foram apenas a segurança, a qualidade e a naturalidade do parto, mas também a satisfação dos seus familiares, parentes e amigos.

É evidente que as mulheres consideram que a SC é mais perigosa, pelo que é necessário educar as doentes e estabelecer uma comunicação forte entre as doentes e os médicos. As mulheres devem ser bem informadas durante a gravidez sobre as condições da mãe ou do bebé. A sua preferência será posta de parte e poderão tomar qualquer decisão relativamente à cesariana. No nosso estudo, as inquiridas concordaram em dar à luz os seus bebés de forma natural e consideraram a SC perigosa. De facto, as participantes tinham antecedentes de SC, mas preferiram o parto vaginal. As mulheres que preferiram o parto vaginal, mesmo depois da cesariana, justificaram a sua preferência com o facto de desejarem recuperar mais rapidamente e experimentar o modo de parto natural.

Por um lado, o nosso estudo revelou que a esmagadora maioria das mulheres concordava em fazer uma SC se fosse medicamente indicada e 74,5% concordavam fortemente que a SC era a melhor forma de salvar a vida dos seus bebés. O resultado foi o mesmo do estudo realizado no KPK, em que as participantes concordaram relutantemente com a cesariana apenas após recomendação ou encaminhamento médico, caso contrário, a cesariana não era aceitável (Qazi, 2013). Do mesmo modo, no estudo de Aziken M, et al, 81% das mulheres afirmaram que a SC é aceitável se for medicamente indicada para salvar a vida dos seus bebés (Aziken, 2007). Estes resultados são semelhantes aos do estudo realizado no Chile, onde as mulheres preferiam tanto o parto vaginal como a cesariana apenas por causa da sua saúde e da saúde do seu bebé, que eram os factores significativos para tomar a sua decisão (Angeja AC, 2006).

Por outro lado, os inquiridos consideraram que a cesariana é perigosa, porque receiam a morte da mãe ou do bebé e têm medo da dor pós-operatória, tal como o estudo concluído na Nigéria (Aziken, 2007). Apesar de a cesariana e o parto vaginal poderem resultar em morte, as mulheres preferem mais o parto vaginal. Os estudos provaram que 3-4 vezes mais mortes são causadas pela cesariana do que pelo parto vaginal (Deneux-Tharaux C, 2006).

As participantes desejavam fazer uma cesariana quando esta fosse clinicamente indicada (95%) ou quando houvesse algum risco ou complicações para os seus bebés, pelo que se pode dizer que as inquiridas querem um parto vaginal e preferem-no à cesariana, o que é uma conclusão muito importante. Esta conclusão já foi observada na África Subsariana, onde as mulheres detestam a cesariana, não por medo da cirurgia, mas por acreditarem que o parto vaginal é o modo de parto natural. De facto, isto foi expresso em muitos países de baixo e alto rendimento, onde as mulheres desejam ter um parto vaginal normal (Angeja AC, 2006; Aziken, 2007; Chong, 2003). Entretanto, as respostas ao questionário foram analisadas neste estudo e 70% das inquiridas concordaram em ter um parto normal quando indicado por um médico e apenas 24,1% foram a favor da cesariana com base na segurança do bebé e na recomendação dos obstetras da comunidade, resultado consistente com Gambel et al e Hemminki et al (Gamble JA, 2001; Hemminki E, 2009).

Uma grande proporção das mulheres deste estudo foi descrita como não tendo qualquer informação ou a informação foi dada principalmente pelos médicos à maioria das inquiridas (95,4%), enquanto 7,8% da informação foi recebida por familiares e amigos. No entanto, a maioria das mulheres (70,2%) preferiu a SC apenas por recomendação dos médicos. É semelhante ao estudo efectuado por Deber et al, que analisou que a maior parte das mulheres desejava fazer SC por recomendação dos médicos (Deber R, 1996). O conhecimento geral sobre a SC foi muito baixo neste estudo, apenas 0,7% recebeu informação através da televisão, 1% através da Internet e 1% através do jornal. Aparentemente, os meios de comunicação electrónicos/impressos, as publicações e os centros de saúde não estão a desempenhar o seu papel no fornecimento de informação adequada sobre este tópico. O pessoal hospitalar não só fornece informações sobre todos os aspectos da SC, tais como os seus benefícios, desvantagens, riscos a curto e longo prazo e complicações para o bebé e para a mãe, como também tenta minimizar os impactos negativos nas pacientes. Noutros estudos, os investigadores atribuíram um aumento considerável da taxa de SC a factores não clínicos, mas neste estudo os factores não clínicos não desempenharam um papel significativo no aumento da taxa de SC. Vários estudos anteriores também referiram que a SC é efectuada apenas na presença de indicações clínicas.

Neste estudo, a Teoria do Comportamento Planeado (TPB) é a teoria mais importante que mostra a perceção das mulheres em relação à SC e a atitude em relação a um comportamento específico em relação à SC, que pode ser positivo e negativo, e normas subjectivas que podem ser concluídas por crenças sobre a importância dos sentimentos dos outros em relação à SC.

Várias revisões sistémicas revelaram que a determinação da eficácia do TCP na alteração e antecipação de qualquer comportamento relacionado com a saúde. Além disso, uma meta-análise foi organizada a partir de uma base de dados de 185 estudos independentes publicados em 1997 para determinar a eficácia do TPB. As consequências mostraram que 27% para o TPB e 39% para a variação no comportamento e na intenção (Armitage, 2001). De acordo com Ajzen 2011, as crenças comportamentais podem ser alcançadas através da experiência de qualquer desempenho comportamental, como o medo, a dor, o prazer, o arrependimento e outras emoções que podem ser meramente consequências do comportamento, que podem ser positivas ou negativas (I. Ajzen, 2011).

A teoria do comportamento planeado (TPB) foi apresentada pela primeira vez por Ajzen em 1988. Esta teoria introduz um modelo em que as acções humanas são calibradas e liga as crenças ao comportamento. A teoria foi desenvolvida pela teoria da ação racional (TRA) em conjunto por Ajzen e Fishbein. Estes autores sentiram a necessidade de alargar a TRA à TCP, uma vez que existem limitações ao lidar com comportamentos sobre os quais as pessoas têm um controlo volitivo inadequado (I. Ajzen, & Fishbein, M,, 1980; Fishbein, 1975). Além disso, tentaram estimar a inconsistência entre o comportamento e a atitude e acrescentaram o controlo comportamental percebido; devido a este acréscimo, foi denominada teoria do comportamento planeado (I. Ajzen, 1991).

A teoria do comportamento planeado (TPB) foi estabelecida com base na teoria da ação racional (TRA). Consiste no seguinte

- Crenças comportamentais: Explica o comportamento humano que foi guiado por crenças sobre os possíveis resultados do comportamento.

- Crenças normativas: Explica as crenças sobre os pressupostos normativos dos outros

- Crenças de controlo: Explica as crenças sobre as circunstâncias existentes que podem ajudar na realização do comportamento.

De acordo com estes acúmulos particulares, as crenças comportamentais compõem uma atitude positiva e negativa em relação ao comportamento, as crenças normativas são consequência da pressão social percebida ou das normas subjectivas (I. Ajzen, 2006).

Conforme referido por Ajzen 1999, a atitude pode ser favorável ou desfavorável em relação ao comportamento. Uma atitude quase positiva de qualquer indivíduo resultará numa intenção forte de atuar. A determinação da atitude em relação ao comportamento pode ser feita pela força da associação e pelas crenças que eram mais importantes nessa altura (Armitage, 2001). Além disso, Shook e Bratianu, 2010, referem que a atitude de qualquer indivíduo se baseia sempre nas suas crenças sobre as consequências prováveis. Por exemplo, as mulheres grávidas podem preferir a SC porque consideram que a SC é mais conveniente e mais segura. Quanto mais positiva for a atitude em relação ao comportamento, mais forte será a intenção de o fazer e quanto mais negativa for a atitude em relação ao comportamento, menos forte será a intenção de o fazer (Shook, 2010). A decisão das mulheres é influenciada pelas crenças e pela sua atitude favorável e desfavorável. Neste estudo, as participantes consideraram que o SC é mais perigoso devido à crença da sua família e amigos.

De acordo com Rivis e Sheeran, 2003, as normas subjectivas são planeadas para afetar o comportamento pela sua força de intenção (Rivis, 2003). Podem ser verificadas através de crenças sobre o nível de motivação dos outros em relação ao comportamento para agir e respeitar essas opiniões das pessoas. Qualquer pessoa pode ter a intenção de realizar qualquer ação ou comportamento até que ou a menos que perceba que é tão importante como os outros pensam, outros podem ser amigos, família e cultura (I. Ajzen, 1991). A cultura desempenha um papel importante durante a gravidez e o parto vaginal normal ou a cesariana. O poder de decisão das participantes quanto ao nascimento do bebé é totalmente influenciado pelas normas subjectivas da sua sociedade, tais como o nascimento em qualquer dia, hora e ano especiais.

O controlo comportamental percebido introduz a perceção que as pessoas têm do conforto e da problemática de agir em relação a um comportamento que as preocupa. Ajzen, 1991, referiu que o comportamento das pessoas é fortemente afetado pela capacidade da sua confiança para realizar qualquer comportamento (I. Ajzen, 1991). Neste estudo, os inquiridos consideraram que o CS é perigoso e a maioria deles não concordou com o CS.

Como afirma Ajzen (1991), de acordo com a TPB, as intenções são os indicadores inspiradores que obrigam a cumprir qualquer comportamento. Estes factores influenciam a forma como alguém deseja tentar e o quanto um indivíduo planeia usar para realizar o comportamento. Segundo Ajzen (1991), quanto mais positiva for a atitude em relação à SC, mais forte será a intenção do indivíduo de a ter, de acordo com a TPB

(I. Ajzen, 1991).

Esta conclusão corrobora o facto de, neste estudo, as mulheres considerarem a SC mais perigosa e terem medo dela, o que as leva a ter um parto vaginal. As participantes tiveram uma atitude desfavorável em relação à SC porque também estão vinculadas a algumas normas subjectivas e, na sua família, toda a gente deu à luz por via vaginal normal, alguns dos seus familiares e amigos tiveram SC, pelo que também se arrependeram e ficaram tristes com isso e não só vão tentar como também vão ter o próximo filho por via vaginal. Os participantes têm uma atitude favorável em relação à SC apenas quando existe algum risco para a saúde da mãe ou do bebé. Caso contrário, a SC continua a ser considerada uma maldição, como em muitos outros estudos (Adeoye, 2011).

Por outro lado, no Canadá, 28,6% das mulheres tiveram uma atitude positiva em relação à SC, porque o parto vaginal normal é considerado um procedimento mais desfavorável para a mãe do que a SC. Além disso, consideram que a SC é mais cómoda e não têm medo da dor, e as suas amigas também têm uma atitude positiva em relação à SC. A perceção das mulheres em relação ao parto vaginal era totalmente negativa, mais dolorosa e com consequências negativas para a mãe, e esta atitude negativa levou-as a fazer a SC (Gallagher, 2012).

Foram observados resultados consistentes no sudoeste da Nigéria, onde as mulheres tinham uma atitude desfavorável em relação à cesariana, pois consideravam a cesariana como uma dúvida, insatisfação, falsa impressão, medo, culpa, depressão e aborrecimento (Adeoye, 2011). A cesariana é inaceitável, mesmo em caso de indicação médica clara, como revelado por um estudo realizado na Nigéria (Adeoye, 2011). Um estudo realizado na Nigéria mostrou que 12% das mulheres consideravam que a cesariana não era aceitável em nenhuma circunstância (Aziken, 2007). Do mesmo modo, na sub-região da África Ocidental, as mulheres tinham uma atitude negativa em relação à SC, existindo a perceção de que a SC é uma aversão (Awoyinka BS, 2006b).

Esta conclusão é também seguida por Marut et al. (1979), que demonstraram que as mães que tinham tido SC estavam pouco satisfeitas com o modo de nascimento e consideravam os seus partos anormais e sentiam um estigma social. Estas consequências sugerem que as mulheres tinham uma atitude negativa em relação à SC e um impacto desfavorável nas percepções maternas do parto e do trabalho de parto (Marut, 1979).

O controlo comportamental percebido no presente estudo mostrou que a perceção das mulheres em relação à SC não é muito favorável. A maioria das inquiridas disse que o parto vaginal deve ser evitado depois de ter tido um parto vaginal no passado e (59,6%) disse que também não é um modo de nascimento mais seguro do que o parto vaginal normal. É por isso que o parto vaginal é a forma mais preferível e mais segura de nascimento. De acordo com as mesmas conclusões de Clift e Mathews, o parto vaginal está a ser preferido pelas mulheres depois de terem tido uma SC, mesmo em caso de pós-data (Clift-Mathews, 2010). No entanto, Baxter (2007) documenta que o parto vaginal é o modo de nascimento mais seguro do que a cesariana (Baxter, 2007).

Segundo as mesmas conclusões de Pevzner, Preslicka, Bush e Chan (2011), 81,7% das inquiridas consideraram que o parto vaginal era mais seguro para a mãe e 72,8% pensaram que era mais seguro para o bebé, ao passo que apenas 6,1% consideraram que a cesariana era uma boa ideia. Além disso, 91,5% das mulheres consideraram que o parto vaginal é a forma mais segura e normal de dar à luz um bebé, num total de 226 (Ajeet, 2011).

De acordo com a teoria do comportamento planeado (TPB), a atitude em relação à SC é a crença nos resultados do comportamento e nos sentimentos favoráveis e desfavoráveis relacionados com o comportamento (I. Ajzen, 1991). Muitos estudos revelaram que o desejo de ter um parto vaginal normal é o motivo mais frequente contra a SC e a atitude negativa em relação à SC. Em algumas mulheres, a perceção em relação à SC é positiva, pois consideram que a SC é segura e menos dolorosa do que o parto vaginal (McCourt et al., 2007). É por isso que a preferência das mulheres chinesas está associada a membros da família e é influenciada pela cultura, em que marido e mulher planeiam mutuamente dar à luz um bebé através de SC em qualquer dia de sorte (Lee, YK Holroyd, E., & Ng, C. Y,, 2001; Lo, 2003).

Algumas das participantes tinham uma atitude positiva em relação à SC e preferiam a SC ao parto vaginal normal. As mulheres com formação académica, pertencentes a zonas urbanas e com bom emprego preferiam a SC. A sua preferência estava significativamente associada a parto vaginal doloroso, menos seguro e difícil, como demonstrado por Mungrue et al (Mungrue, 2010). Para além disso, a atitude em relação ao parto vaginal foi bastante positiva nas mulheres sul-coreanas; o nível de educação das mulheres diferencia significativamente a atitude em relação ao parto vaginal e à cesariana (S. Lee, Khang, Y., & Lee, M" 2004).

Além disso, as mulheres preferem a cesariana para evitar as dores do parto e pensam que a cesariana não é dolorosa em comparação com o parto vaginal normal e que provoca traumas (Gamble JA, 2001; McCourt et al., 2007). A dor do parto é um dos factores mais importantes associados à cesariana (Chong, 2003). Isto foi seguido por Gallagher 2012, onde os resultados mostraram que os participantes tinham uma atitude positiva em relação à SC. Além disso, os inquiridos eram totalmente a favor da SC porque tinham a perceção de que o parto vaginal é mais doloroso do que a SC, tinham receios associados ao parto vaginal e os seus amigos também tinham uma atitude positiva em relação à SC. A perceção de que o parto vaginal tinha resultados mais negativos do que a cesariana levou as mulheres a fazerem a cesariana (Gallagher, 2012).

De acordo com a teoria do comportamento planeado (TPB), qualquer indivíduo é pressionado por algumas normas sociais, culturais e subjectivas para realizar ou não realizar qualquer comportamento. Isto depende apenas das crenças de cada um em relação aos pensamentos e opiniões dos outros sobre o comportamento (I. Ajzen, 1991).

Em apoio a esta conclusão, o nosso estudo mostrou que as mulheres estão sujeitas a algumas normas subjectivas e que as suas crenças em relação à SC não são tão boas como em relação ao parto vaginal. As participantes têm uma atitude desfavorável em relação à SC em comparação com o parto vaginal. Poucas mulheres se submeteram à cesariana quando era obrigatório e eram obrigadas a seguir as decisões tomadas pelos obstetras. Caso contrário, não desejavam fazer uma cesariana, porque a pressão social diz-nos que as mulheres que fazem cesariana têm de dar à luz por via vaginal. Toda a gente critica as mulheres que se submeteram à cesariana, quer clinicamente, quer não clinicamente.

Evidências semelhantes de Lee (2004), 10,6% deram à luz por SC enquanto 95% preferiram o parto vaginal (S. Lee, Khang, Y., & Lee, M,,, 2004). Além disso, Thuyen (2013), apenas 19% escolheram o SC por diferentes factores. Além disso, McCourt (2007), a cesariana foi associada a diferentes factores, tais como factores psicológicos (perceção de segurança) e factores sociais, e revelou que apenas três estudos mostraram que as mulheres preferiam a cesariana sem razões médicas, enquanto diferentes estudos mostraram que a preferência das mulheres variou de 0,3-4% durante 2000 a 2005 (McCourt et al., 2007). Por outro lado, a preferência das mulheres italianas, escocesas e suecas era de 4%, 7% e 8,2% (Yamasmit, 2012). Além disso, estudos relataram que a recomendação de familiares, amigos, parentes, (Ajeet, 2011; Chong, 2003), meios de comunicação e profissionais de saúde (Ajeet, 2011) para CS é uma das fontes mais comuns de informação, Chong et al 2003 representou 50% dos entrevistados estavam tendo CS em recomendações de amigos (Chong, 2003).

No entanto, neste estudo, apenas 7,8% dos inquiridos disseram que a informação sobre a SC foi fornecida pela família/amigos, 0,7% pela televisão, 1,0% pelas redes sociais, 0,1% pela imprensa escrita e 90,4% pelo seu médico, num total de 717. Os participantes não foram influenciados pela família e pelos amigos. Nesta cidade, a família/amigos não sugerem a cesariana nem rezam para que ela ocorra, e todos insistem no parto vaginal normal. Sentem-se muito mal com a cesariana e lamentam se ela acontecer.

As mulheres limitam-se a seguir os obstetras quando estes lhes dizem que a situação é crítica ou que existe qualquer risco para o bebé ou para a mãe, pelo que têm de se submeter a uma cesariana, caso contrário desejam e tentam até ao fim um parto vaginal normal. As mulheres podem tolerar as dores do parto, mas não concordam com a cesariana em caso algum, a não ser que o seu bebé esteja em segurança, porque todas elas estão vinculadas à sua cultura e às suas normas subjectivas. A cultura e a etnia podem afetar a atitude das mulheres em relação ao comportamento de realizar uma cesariana ou um parto vaginal normal, tal como referido na teoria do comportamento planeado (TPB).

Conclusão

A taxa de cesariana neste estudo é normal porque nenhuma das mulheres preferiu a cesariana ao parto ou aos obstetras. Entretanto, a cesariana está a ser realizada em todos os hospitais apenas quando o parto vaginal normal põe em risco a vida do bebé ou da mãe, pelo que, para salvar a mãe e o bebé, a cesariana é realizada com base em indicações clínicas. No nosso estudo, a principal indicação clínica que leva a um aumento da cesariana é a cesariana repetida ou anterior. Se os obstetras promoverem o parto vaginal após uma cesariana anterior, caso a mulher cumpra os critérios, este facto poderá ser controlado.

A maioria das mulheres preferiu o parto vaginal, mesmo depois de ter um historial de repetição de SC. As participantes consideraram a cesariana mais perigosa e não concordaram em realizá-la sem uma indicação clínica clara e sem as recomendações dos obstetras. Apenas algumas concordaram em realizar o parto por cesariana se o seu bebé estivesse em risco e para evitar a dor vaginal e consideraram que a cesariana é a melhor forma de dar à luz o bebé e de lhe proporcionar melhor saúde.

Embora as mulheres considerem que o parto vaginal é doloroso, preferem ter o seu bebé por via vaginal porque desejam uma recuperação rápida da saúde. As mulheres têm as suas próprias crenças sobre a cesariana, crenças essas que podem ser melhoradas ou alteradas através do fornecimento de informações pormenorizadas sobre a cesariana.

O estudo também revelou que as mulheres tinham menos conhecimentos sobre a cesariana, pelo que é necessário fornecer mais informações sobre a cesariana. Os obstetras devem informar as mulheres sobre o modo de parto, não só sobre o parto por cesariana, mas também sobre o parto vaginal normal, as suas vantagens, consequências adversas e as suas indicações durante o período pré-natal, o que lhes permitirá preparar-se para a cesariana, caso esta ocorra, para que não odeiem ou considerem a cesariana perigosa.

As mulheres preferem principalmente o parto vaginal e a sua atitude em relação à SC é desfavorável em comparação com o parto vaginal. Uma quantidade significativa de mulheres não está disposta a ter SC com uma perceção cultural negativa e tem medo da SC, o que pode ser ultrapassado através da realização de um programa deste tipo para modificar a atitude negativa em relação à SC.

Os dados retrospectivos de um ano não mostraram a diferença na prevalência, pelo que o estudo deveria ser efectuado durante pelo menos 4-5 anos. É necessário efetuar um estudo mais abrangente e adequado.

A principal limitação do estudo foi o facto de termos selecionado hospitais públicos. Se os hospitais privados também fossem seleccionados, a taxa de SC seria elevada. Devido à falta de tempo, concentrámo-nos apenas em 4 indicadores de SC.

Referências

Adageba, R. K., et al, (2008). Consciência, percepções e atitudes em relação ao parto por cesariana entre as mulheres grávidas. *Jornal Médico do Gana, 42,* 137.

Adeoye, *C A e Kalu* (2011). Pregnant Nigerian women's view of caesarean section (Opinião das mulheres nigerianas grávidas sobre a cesariana). *Jornal Nigeriano de Prática Clínica, 4(3),* 276-279.

Ahmad-Nia S et al. (2009). Caesarean section in the Islamic Republic of Iran: prevalence and some sociodemographic correlates [Cesariana na República Islâmica do Irão: prevalência e algumas correlações sociodemográficas]. *Jornal de Saúde do Mediterrâneo Oriental, 15,* 1389-1398.

Ajeet, S, Jaydeep, N, Nandkishore, K, & Nisha, R. (2011). Women's knowledge, perceptions, and potential demand towards Cesarean Section (Conhecimentos, percepções e procura potencial das mulheres em relação à cesariana). *National Journal of Community Medicine, 2*(2), 244-248.

Ajzen, I. (1991). A teoria do comportamento planeado. *Organizational Behavior and Human Decision Processes, 50*(2), 179-211.

Ajzen, I. (2006). Construção de um questionário da teoria do comportamento planeado: Considerações conceptuais e metodológicas.

Ajzen, I. (2011). A teoria do comportamento planeado: Reacções e reflexões. *Psicologia da Saúde, 26(9),* 1113-1127.

Ajzen, I., & Fishbein, M,. (1980). Understanding attitude and predicting social behavior. *Englewood Cliffs, NJ: Prentice Hall.*

Aksoy, M., Aksoy, A. Nur., Dostbil, A., Celik, M. G., & Ince, I,. (2014). A relação entre o medo do parto e o conhecimento das mulheres sobre o parto sem dor. *International Journal of Obstetrics and gynecology, 2014.* doi: 10.1155/2014/274303.

Al-Mufti R, McthrCarthy. A., Fisk NM, (1996). Obstetricians' personal choice and mode of delivery. *Lancet, 347,* 544-544.

Aleem M., Bashir A., Zia F. e Iqbal N, (1994). Mortes maternas por cesariana. . *Journal of Obstetrics and Gynaecology, 11,* 1-7.

Althabe F, Sosa. C., et al, (2006). Taxas de cesariana e mortalidade materna e neonatal em países de baixo, médio e alto rendimento: um estudo ecológico. *Birth, 33,* 270-277.

Colégio Americano de Obstetras e Ginecologistas. (1997). Lesões operatórias do trato urinário inferior *American College of Obstetricians and Gynecologists educational bulletin 238,* .

Andersson L, Sundstrom.-P. I., Bixo M, Wulff M, Bondestam K, Strom M. Point,. (2003). Prevalência de perturbações psiquiátricas durante o segundo trimestre de gravidez: um estudo de base populacional. *American Journal of Obstetrics and Gynecology, 189,* 148-154.

Angeja AC, Washington. A., Vargas JE, Gomez R, Rogas I, Caughey AB,. (2006). As preferências das mulheres chilenas relativamente ao modo de parto: o que preferem e porquê? *British Journal of Gynaecology 113f),* 1253-1258.

Areskog, B. Uddenberg, N e Kjessler, B, (1983). Experiência de mulheres com e sem medo pré-natal do parto. *Gynecology and Obstetrics Investigations, 16,* 1-12.

Arias E, Marian. MacDorman, Strobino D, Guyer B.,. (2003). Resumo anual das estatísticas vitais-2002. *Pediatrics, 112,* 1215-1230.

Arjun, G. (2008). "Secção cesariana: Avaliação, directrizes e recomendações". *Indian Journal Medical Ethics, 5,* 117-120.

Armitage, C., & Conner, M,. (2001). Efficacy of the theory of planned behavior: A meta-analysis review. *British Journal of Social Psychology, 40(f),* 471-499.

Awoyinka BS, Ayinde, Omigbodun AO, (2006). Aceitabilidade do parto por cesariana para pacientes pré-natais numa unidade de saúde terciária no sudoeste da Nigéria. *Journal of Obstetrics and Gynaecology, 26(3),* 208-210.

Aziken, M., Omo-Aghoja, L. & Okonofua, F,. (2007). Perception and attitudes of pregnant women towards caesarean section in urban Nigeria (Perceção e atitudes das mulheres grávidas em relação à cesariana na Nigéria urbana). *Ata Obstetrics and Gynaecology Scotland, 66,* 42-47.

B., Sjogren. (1998). Medo do parto e apoio psicossomático. Um seguimento de 72 mulheres. *Ata Obstetrica et Gynecologica Scandinavica, 77,* 819-825.

Ba'aqeel HS. (2009). Taxas de parto por cesariana na Arábia Saudita: uma revisão de dez anos. *Revista Anual de Medicina Saudita, 29,* 179-183.

Badakhsh, M. Hossain, e. Seiffoddin, Mahsan, (2012). Aumento da taxa de cesariana durante um período de 30 anos num hospital público em Teerão, Irão. *Arquivos da medicina iraniana, 15,* 4-7.

Baicker K, Buckles. K., Chandra A,. (2006). Geographic variations in the appropriate use of cesarean delivery, *Health Affairs, 25,* 355-367.

Baldo MH. (2008). A cesariana nos países da Região Mediterrânica Oriental. . *Jornal de Saúde do Mediterrâneo Oriental, 14,* 470-488.

Bamigboye AA, Hofmeyr. G. (2005). Non-closure of peritoneal surfaces at caesarean section-a systematic review" [Não encerramento das superfícies peritoneais na cesariana - uma revisão sistemática]. *South African Medical Journal 95,* 123-126.

Barber EL, Lundsberg. L., Belanger K, Pettker CM, Funai EF, et al. (2011). Indicações que contribuem para o aumento da taxa de partos por cesariana. *Obstetrics and Gynecology, 118,* 29-38.

Barros FC, Vaughan JP, Victora CG, Huttly SR, (1991). Epidemia de cesáreas no Brasil. *Lancet, 338,* 167-169.

Baxter, J. (2007). The Impact of the High National Caesarean Section rate on Midwives,. *Challenges for Midwives,. 1, 133-148*

Belizan JM, A Althabe. F., Barros FC, Alexander S, (1999). Taxas e implicações das cesáreas na América Latina. Estudo ecológico. *British Medical Journal 319,* 1397-1402.

Bergen. (2002). *Relatório Anual do* Registo Médico de Nascimento de Bergen da Noruega.

Betran AP, Merialdi. M., Lauer JA, Bing-Shun W, Thomas J, Van Look P et al,. (2007). Rates of caesarean section: analysis of global, regional and national estimates. *Paediatric and Perinatal Epidemiology 21,* 98-113.

Bick D, (2004). Instituto Nacional de Excelência Clínica - Secção Cesariana. Directrizes Clínicas. Centro Nacional de Colaboração para a Saúde da Mulher e da Criança, *Instituto Nacional de Excelência Clínica. Worldviews Evidence Based Nursing,* (Vol. l, pp. 198-199).

Bodnar LM, Davidian. M., Siega-Riz AM, Tsiatis AA,. (2004). Modelos estruturais marginais para analisar o efeito causal de tratamentos dependentes do tempo: uma aplicação em epidemiologia perinatal. *American Journal of Epidemiology 159,* 926-934.

Bogg L, Huang. K., Long Q, Shen Y, Hemminki E, (2010). Dramatic increase of Cesarean deliveries in the midst of health reforms in rural China (Aumento dramático de partos por cesariana no meio de reformas sanitárias na China rural). *Social Science and Medicine, 70,* 1544-1549.

Bolaji I. I. e Meehan F. P. (1993). Caesarean section survey (1990) Trends in caesarean section in Western Australia,. *Medical Journal of Australia, 153,* 318-323.

Boruff, K. (2012). As notas de saúde revelam as taxas de c.secção em toda a América, a partir de http://www.healthgrades.com/ratings-and-awards/national-matemity-care

Bragg F, Cromwell. D., Edozien LC, Gurol-Urganci I, Mahmood TA, Templeton A, et al,. (2010). Variação nas taxas de cesariana entre os trusts do NHS inglês após a contabilização do risco materno e clínico: estudo transversal. . *British Medical Journal 341,* 50-65.

Bulger T., Howden.-Chapman. P. e. Stone. P. (1998). A cut above: the rising c- section rate in New Zealand. *New Zealand Medical Journal, 111,* 30-33.

Bums LR, Geller. S., Wholey DR, (1995). The effect of physician factors on the cesarean section decision. *Medical Care, 33,* 365-382.

Caughey AB, Nicholson. J., Cheng YW, Lyell DJ, (2006). Indução do trabalho de parto e parto cesáreo por idade gestacional. *American Journal of Obstetrics and Gynecology, 195,* 700-705.

Centros de Controlo e Prevenção de Doenças, Departamento de Saúde e Serviços Humanos, EUA, Obesity trends 1985-2007, de http://www.cdc.gov/nccdphp/dnpa/obesity/trend/maps/

Chigbu, C.O., Ezeome, I. V., & Iloabachie, G. C,. (2007). Cesarean section on request in a developing country. *International Journal of Gynecology and Obstetrics, 96(\),* 54-56.

Chong, E.S.Y., & Mongelli, M,. (2003). Attitudes of Singapore women toward cesarean and vaginal deliveries (Atitudes das mulheres de Singapura em relação a cesarianas e partos vaginais). *International Journal of Gynecology and Obstetrics, 80(2),* 189-194.

Clark SL, Belfort M., Hankins GD, Meyers JA, Houser FM, (2007). Variation in the rates of operative delivery in the United States (Variação nas taxas de parto operatório nos Estados Unidos). *American Journal of Obstetrics and Gynecology, 196(526),* 31-35.

Clement, e Sarah, (2001). Psychological aspects of caesarean section (Aspectos psicológicos da cesariana). *Best Practice and Research Clinical Obstetrics and Gynaecology, 15,* 109-126.

Clift-Mathews, e Victoria. (2010). Vaginal birth as a rite of passage (O parto vaginal como um rito de passagem). *British Journal of Midwifery, 18(3}*, 140.

Cnattingius R, Cnattingius S., Notzon FC, (1998). Obstáculos à redução das taxas de cesariana num contexto de baixas taxas de cesariana: o efeito da idade, altura e peso maternos. *Obstetrics and Gynecology 92*, 501-506.

Coleman VH, Lawrence H., Schulkin J, (2009). Aumento das taxas de parto por cesariana. *Obstetrical and Gynecological Survey, 64*, 115-119.

Cotzias CS, Paterson.-B. Sara e Fisk, Nicholas M,, & 15-16. (2001). Obstetras dizem sim ao pedido materno de cesariana electiva: A survey of current opinion. *Europeon Journal of Obstetrics and Gynecology 97(1)*, 15-16.

Coulter, A,. Suzanne, P e Askham, J, (2008). Where are the Patients in Decision Making about Their Own Care? Health System and Policy Analysis, *Organização Mundial de Saúde Europa*. ISSN 1997-8073

Deber R, Kraetschmer N. (1996). Qual o papel que os doentes desejam desempenhar na tomada de decisões de tratamento? *Irvine Journal of Arch International Medicines, 156*, 14141420.

Deneux-Tharaux C, Carmona. E., Bouvier-Colle MH, Breart G, (2006). Postpartum maternal mortality and cesarean delivery (Mortalidade materna pós-parto e parto por cesariana). *Journal of Obstetric and Gynecology, 108*, 541-548.

Ministério da Saúde. (2003). Taxa de utilização média diária e taxa de cesariana por localidade, área de Taiwan, 1995-2001, .

Dobson R. (2001). A taxa de cesarianas em Inglaterra e no País de Gales atinge os 21%. *British Medical Journal, 323*, 951.

Ecker, J., Chen KT, Cohen AP, Riley LE, Lieberman ES, . (2001). Aumento do risco de parto por cesariana com o avançar da idade materna: indicações e factores associados em mulheres nulíparas. *American Journal of Obstetrics and Gynecology. , 4*, 883-887.

Ecker. J. (2013). Parto cesáreo eletivo a pedido da mãe. *The Journal of the American Medical Association, 309(18)*, 1930-1936.

Euser, Anne. M., et al,. (2009). "Estudos de coorte: prospectivos versus retrospectivos". *Journal of Nephron Clinical Practice 113(3)*, 214-214.

Evans L. (1995). A Itália tem a taxa de cesarianas mais elevada da Europa. *British Medical Journal, 310*(487).

Evans MI, Richardson D., Sholl JS, Johnson BA,. (1984). Cesarean section. Assessment of the convenience fator. *Journal of Reproductive Medicines, 29*, 670-676.

Ezechi OC, Fasubaa. OB., Kalu BE, Nwokoro CA, Obiesie LO,. (2004). Parto por cesariana: Por que a aversão? *Tropical Journal of Obstetrics and Gynaecology, 21*, 164-167.

Faisal-Cury, A., & Menezes, P. R,. (2006). Fatores associados à preferência pelo parto cesáreo. *Revista de Saude Publica, 40*(2), 1-7.

Faisal, I., Matinnia, N., Hejar, A. R., & Khodakarami, Z,. (2014). Porque é que as primigestas pedem uma cesariana numa gravidez normal? Um estudo qualitativo no Irão *Midwifery, 30(2)*, 227-233.

FarinTatari P, Afshari. P., Haghighi M, (2003). Inquérito sobre os factores que afectam a cesariana nos hospitais de Mashad, Irão. *Jornal da Universidade de Ciências Médicas de Ilam, 43*, 25-30.

Fenwick, J., Staff, L., Gamble, J., Creedy, D. K., & Bayes, S,. (2010). Porque é que as mulheres pedem uma cesariana numa primeira gravidez normal e saudável? *Midwifery, 26(A)*, 394-400.

Festin MR, Laopaiboon M., Pattanittum P, Ewens MR, Henderson-Smart DJ, Crowther CA,. (2009). Cesarean section in four South East Asian countries: reasons for, rates, associated care practices and health outcomes. *BioMed Central Pregnancy Childbirth, 9(1)*, 487.

Fishbein, M., & Ajzen, I,. (1977). Belief, attitude, intention, and behavior: Uma introdução à teoria e à investigação. . *Reading, MA: Addison-Wesley. 10(2)* 130-132.

Fisher, C., Hauck, Y., & Fenwick, J., (2006). How social context impacts on women's fears of childbirth: Um exemplo da Austrália Ocidental. *Journal of Social Science & Medicine, 63(1)*, 64-75.

Florica M, Stephansson O., Nordstro'm L, (2006). Indicações associadas ao aumento das taxas de cesariana num hospital sueco. *International Journal of Gynaecol Obstet, 92*, 181-185.

Fu JC, Xirasagar. S., Liu J, Probst JC, (2010). Cesarean and VBAC rates among immigrant vs. native-born women: a retrospective observational study from Taiwan cesarean delivery and VBAC among immigrant women in Taiwan. . *BMC Public Health, 10,* 548.

Fuglenes, D., Aas, E., Botten, G., Oian, P., & Kristiansen, I. S,. (2011). Porque é que algumas mulheres grávidas preferem a cesariana? The influence of parity, delivery experiences, and fear. *American Journal of Obstetrics & Gynecology, 205*(45), 1-9.

Gallagher, F., Bell, L., Waddell, G., Benoit, A., & Cote, N,. (2012). Solicitação de cesarianas sem indicação médica: An option being considered by young Canadianwomen. *Birth, 39*(1), 39-47.

Gamble JA, Creedy DK (2001). A preferência das mulheres por uma cesariana. Incidência e factores associados. *Birth, 28*(3), 101-110.

Gaskin IM e Ina May's Bantam Dell. (2003). *Guide to Childbirth. 1ª Edição. Nova Iorque:* .

Ghotbi, F., Sene, A. A., et al., (2014). Conhecimento e atitude das mulheres em relação ao modo de parto e frequência de cesariana a pedido da mãe em seis hospitais públicos e privados em Teerão, Irão, 2012. *Journal of Obstetrics and Gynaecology, 40(5),* 1257-1266.

Gibbons L et al. (2010). The global numbers and costs of additional needed and unnecessary cesarean sections performed per year: overuse as a barrier to universal coverage. *Genebra, Organização Mundial de Saúde.*

Glover V, O'Connor TG. (2002). Effects of antenatal stress and anxiety: implications for development and psychiatry (Efeitos do stress e da ansiedade pré-natais: implicações para o desenvolvimento e a psiquiatria). *British Journal of Psychiatry, 180,* 389-391.

Glozheni O. (2008). Parto por cesariana - para onde estamos a ir? *Boletim de Ciências Médicas, 39*(3), 16-19.

Goodkind, D. (1996). O calendário de nascimento lunar chinês em Singapura: New concerns for child quality amidst multicultural modernity. *Journal of Marriage and the Family, 58(3),* 784-795.

Gould JB, Davey B., Stafford RS, (1989). Socioeconomic differences in rates of cesarean section. *New England Journal of Medicin, 321,* 233-239.

Gregory KD, Fridman M., Korst L, (2010). *Trends and patterns of vaginal birth after cesarean availability in the United States (Tendências e padrões do parto vaginal após cesariana nos Estados Unidos). Seminários em perinatologia* (Vol. 34).

Haas JS, Udvarhelyi S., Epstein AM, (1993). The effect of health coverage for uninsured pregnant women on maternal health and the use of cesarean section. *Journal of American Medical Association, 270,* 61-64.

Haines HM, Rubertsson C., Pallant JF, Hildingsson I,. (2012). Atitudes e crenças das mulheres sobre o parto e associação com a preferência de nascimento: A comparison of a Swedish and an Australian sample in mid-pregnancy. *Midwifery., 28,* 850-856.

Hale RW, Harer WB... (2015). Elective prophylactic cesarean delivery. *Colégio Americano de Obstetrícia e Ginecologia 10(2),* 1-15.

Hamilton BE, Martin JA, Sutton PD, (2004). Dados preliminares para 2003. National Vital Statistical Reports. *Births, 53,* 1-18.

Han W, Song J., Liu A, Huo K, Xu F, Cui S et al,. (2011). Tendências dos nados-vivos nos últimos 20 anos em Zhengzhou, China. *Ata Obstetricia Gynecologica Scandinavica 90,* 332-337. Objectivos propostos para a Healthy People 2020, de http://www.healthypeople.gov/hp2020/Objectives/file/Draft2009Objectives.pd f

Hellerstein S, Feldman S., Duan T, (2015). A taxa de 50% de partos por cesariana na China: será demasiado elevada? *Revista Internacional de Obstetrícia e Ginecologia 122(1),* 160165.

Hemminki E, Klemetti. R., Gissler M., (2009). Taxas de cesariana entre os profissionais de saúde na Finlândia. *Revista Ata obstetrica gynecologica scandinavica, 88,* 1138-1144.

Hildingsson, I. (2014). Atitudes dos casais suecos em relação ao nascimento, medo do parto e preferências de nascimento e relação com o modo de nascimento - Um estudo de coorte longitudinal. *Sexual & Reproductive Healthcare, 5*(2), 75-80.

História da cesariana, de www.healthline.com/health/pregnancy/history- cesariana

Hofberg, K., & Brockington, I,. (2000). Um medo irracional do parto: Uma série de 26 casos. *The British Journal of Psychiatry, , 176(f),* 83-85.

Hong X. (2007). Factores relacionados com a elevada taxa de cesarianas e os seus efeitos na "política de transparência de preços" em Pequim, China. *Tohoku Journal of Experimental Medicines 212,* 283-298.

Hsu, K. H., Liao, P. L., & Hwang, C. J,. (2008). Fatores que afetam a escolha das mulheres taiwanesas pela cesárea. . *Social Science & Medicine,, 66(1),* 201209.

Huang, C. Y., Yang, M. C., & Chen, W. J., (1997). Factores maternos associados ao uso de cesariana: Um estudo de caso do hospital universitário nacional de Taiwan. *Chinese Journal Public Health, 16(4),* 309-318.

Hueston WJ, Rudy M. (1993). A comparison of labor and delivery management between nurse midwives and family physicians. *Journal of Family Practice, 37,* 449-454.

Jaleel, Riffat Khan, Ayesha, (2007). Revisão das cesarianas no Hospital Geral de Lyari. *Jornal de Cirurgia do Paquistão, 23,* 291-295.

James N Hyde, M. A., S.M., (2004). Estudo de Coorte Retrospetivo Pontos fortes e fracos, de http://ocw.tufts.edU/Content/l/lecturenotes/194039/194062

Joesch JM, Gossman G., Tanfer K, (2008). Primary cesarean deliveries prior to labor in the United States,1979-2004. . *Maternal and Child Health Journal, 12,* 323-331.

Johanson RB et al. (2001). Cesarean section by choice could fulfil inverse care law. *European journal of obstetrics, gynecology, and reproductive biology, 97(1),* 20-22.

Johansson, M., Hildingsson, I., & Fenwick, J,. (2013). Fatores importantes que trabalham para mediar as experiências dos pais suecos de uma cesariana. *Midwifery, 29(9),* 1041-1049.

Johansson, M., Radestad, I., Rubertsson, C., Karlstrom, A., & Hildingsson, I,. (2010). Poucos futuros pais preferem a cesariana para o nascimento do seu bebé. *British Journal of Obstetrics and Gynecology, 117(6),* 761-764.

Johnson R, Slade P. (2002). Does fear of childbirth during pregnancy predict emergency caesarean section? *British Journal Obstetrics and Gynecology, 109,* 1213-1221.

Neilson JP (2003). Intervenções para a suspeita de placenta prévia. *The Cochrane Library()993).* doi: 10.1002/14651858.CD00.

Jurdi R, Khawaja. M. (2004). Cesarean section rates in Arab region: a cross national study (Taxas de cesarianas na região árabe: um estudo transnacional). *Health Policy and Planning, 19,* 101-110.

Kambo I, Bedi N., Dhillon B, Saxena N, (2002). A critical appraisal of cesarean section rates at teaching hospitals in India. . *International Journal of Gynecology and Obstetician, 79*(2), 151-158.

Karlstrom, A., Radestad, I., Eriksson, C., Rubertsson, C., & Nystedt, A,. (2010). Cesareansectionwithout medical reasons,. *Birth, 37*(1), 11-20.

Khan, R., Blum, L. S., Sultana, M., Bilkis, S., & Koblinsky, M. (2012). An examination of women experiencing obstetric complications requiring emergency care: perceptions and sociocultural consequences of caesarean sections in Bangladesh [Um exame das mulheres com complicações obstétricas que requerem cuidados de emergência: percepções e consequências socioculturais das cesarianas no Bangladesh]. *Jornal de Saúde, População e Nutrição, 30(2)* 159-171.

Khawaja M, Kabakian, Khasholian. T., Jurdi R, (2004). Determinantes da cesariana no Egipto. Evidence from demographic and health survey. *Health Policy, 69,* 273-281.

Khosravy, F., Shahoei, R., Nasab, L. H., Ranaei, F., & Abdolahi, M,. (2013). Medos associados à gravidez e ao parto entre as mulheres curdas no Irão. *Life Science Journal,, 10*(2),367-373.

Klemetti R, Che X., Gao Y, Raven J, Wu Z, Tang S et al,. (2010). Cesarean section delivery among primiparous women in rural China: an emerging epidemic. *American Journal of Obstetrics and Gynecology 202,* 1-6.

Kwawukume EY. (2001). Caesarean section in developing countries. *Journel of Clinical Obstetric and Gynaecology 15(()*, 165-178.

Langer A, Villar J. (2002). Promoting evidence based practice in maternal care. *British Medical Journal, 324,* 928-929.

Larsson, C. Saltvedt, S. Wiklund, I. Pahlen, S. Andolf, E, (2006). A estimativa da perda de sangue após cesariana e parto vaginal tem baixa validade e tendência para o exagero. *Ata Obstetrica et Gynecologica Scandinavica, 85(12),* 1448-1452

Laursen M, Johanson C., Hedegaard M, (2009). Fear of childbirth and risk for birth complications in nulliparous women in the Danish National Birth Cohort. *British Journal of Obstetric and Gynecology, 116,* 1350-1355.

Lee, L. Y. K., Holroyd, E., & Ng, C. Y, (2001). Explorando os factores que influenciam a decisão das mulheres chinesas de fazer uma cesariana electiva. *Midwifery, 17*(4),314-322.

Lee, S., Khang, Y., & Lee, M, (2004). Women's attitudes toward mode of delivery in South Korea-a society with high cesarean section rates. *Birth, 31(2),* 108116.

Leth, R. Moller, JK. Thomsen, RW. Uldbjerg, N. Norgaard, M, (2009). Risk of selected postpartum infections after cesarean section compared with vaginal birth: a five-year cohort study of 32,468 women. *Ata Obstetrica et Gynecologica Scandinavica. , 88(9)*, 976-983.

Leung GM et al. (2001). Rates of cesarean births in Hong Kong. *Birth, 28(3)*, 166172.

Linton A, Peterson. M., Williams TV, (2004). Effects of maternal characteristics on cesarean delivery rates among U.S. Department of Defense healthcare beneficiaries, 1996 - 2002. características maternas nas taxas de parto *cesáreo* entre as beneficiárias do Departamento de Defesa dos EUA.

Linton M, Borman B., Findlay J, (1998). Caesarean section: a national study. *New zeelandMedical Journal, 101,* 534-535.

Lo, Joan C. (2003). Atitudes das pacientes versus determinação dos médicos: Implications for cesarean sections. *Social Science & Medicine, 57*(1), 91-96.

Localio AR, Lawthers A., Bengtson JM Hebert LE, Weaver SL, Brennan TA, et al,. (1993). Relationship between malpractice claims and cesarean delivery. *Journal of American Medical Association, 269,* 366-373.

Long Q, Zhang Y., Raven J, Wu Z, Bogg L, Tang S et al,. (2011). Dar à luz numa unidade de cuidados de saúde na China rural: é acessível para os pobres? *Bull World Health Organ Journal, 89,* 144-152.

Lumbiganon P, Leopaiboon M., Gulmezoglu AM, Souza JP, Taneepanichskul S, Ruyan P et al,. (2010). Método de parto e resultados da gravidez na Ásia: o inquérito global da OMS sobre saúde materna e perinatal 2007-08. *Lancet 375,* 490-499.

MacDorman M, Declercq E., Menacker F, Malloy M, (2006b). Mortalidade infantil e neonatal em partos primários por cesariana e por via vaginal de mulheres "sem risco indicado". United States, 1998-2001 birth cohorts. *Birth, 33,* 175-182.

Macfarlane A, Mugford M., Henderson J, Furtado A, Stevens K, Dunn A,. (2000). Birth counts: statistics of pregnancy and childbirth. *Birth, 2.*

Mackenzie IZ, Cooke I., Annan B, (2003). Indicações para cesariana numa unidade de consulta ao longo das décadas. *Journal of Obstetric and Gynecology, 23,* 233-238.

Magann EF, Evans S., Hutchinson M, Collins R, Lanneau G, Morrison JC, (2005). Hemorragia pós-parto após parto por cesariana: uma análise dos factores de risco. *South Medical Journal, 98,* 681-685.

Marieskind H. (1979). An evaluation of cesarean section in the United States (Uma avaliação da cesariana nos Estados Unidos). Washington. *Departamento de Saúde, Educação e Bem-Estar dos EUA.*

Martin JA, Hamilton B., Menacker F, Sutton PD, Mathews TJ,. (2006). Preliminary births for 2004: infant and maternal health. Health E-stats. Hyattsville, Maryland: Centro Nacional de Estatísticas da Saúde. . *Centros de Controlo e Prevenção de Doenças*

Martin JA, Hamilton B., Ventura SJ, Osterman MJ, Wilson EC, Mathews T,. (2012). Nascimento, dados finais para 2010. *National Vital Statistics Reports 6(1),* 1-72.

Marut, Joanne S, Mercer, Ramona T, (1979). Comparison of primiparas' perceptions of vaginal and cesarean births. *Nursing Research, 28*(5), 260-265.

Estatísticas da maternidade. (2011). Centro de Informação para a Saúde e os Cuidados Sociais, a partir de http://www.ic.nhs.uk/statistics-and-data-collections/hospitalcare/

Mayoclinic. "Secção C". Disponível em: www.mayoclinic.org/tests-rocedures/csection/basics/.../prc-20014571.

McCourt, C., Weaver, J., Statham, H., Beake, S., Gamble, J., & Creedy, D. K. (2007). Elective cesarean section and decision making: a critical review of the literature. *Birth, 34(f),* 65-79.

Melender, H. (2002). Experiências de medos associados à gravidez e ao parto: Um estudo com 329 mulheres grávidas. *Birth, 29(2),* 101-111.

Menacker, Fay. Hamilton, Brady E, (2010). Tendências recentes do parto por cesariana nos Estados Unidos.

Merrill, Berkely. S., Gibbs, CE, (1978). Parto vaginal planeado após cesariana. *Journal of Obstetrics & Gynecology, 52*(1), 50-52.

Ministério da Saúde. (1999). Obstetric Procedures 1988/89-1997/98 (Procedimentos Obstétricos 1988/89-1997/98). Wellington: .

Ministério da Saúde. (2001). Relatório sobre a Maternidade 1999. Wellington: .

Ministério da Saúde. (2003). Relatório sobre a Maternidade 2000 e 2001. Wellington: .

Ministério da Saúde e do Ensino Médico. (2005). Programa de Avaliação da Fertilidade, Secção de Saúde Familiar, Teerão.

Minkoff H, Powderly. K., Chervenak F, McCullough LB, (2004). Ethical dimensions of elective primary cesarean delivery (Dimensões éticas da cesariana primária electiva). *Journal of Obstetrics and Gynecology.* , *103(2)*, 287-292.

Minkoff, Howard,. Chervenak, Frank A. (2003). Elective primary cesarean delivery. *New England Journal of Medicine, 348*, 946-950.

Minkoff, Howard L., Schwarz, Richard H. (1980). The rising cesarean section rate: can it safely be reversed? *Obstetrics & Gynecology, 56(2)*, 135-143.

Moini A, Riazi K., Ebrahimi A, Ostovan N, (2007). Cesarean section rates in teaching hospitals of Tehran: 1999-2003. *East Mediterranean Health Journal, 13*, 457-460.

Monari F, Di Mario S., Facchinetti F, Basevi V,. (2008). Obstetricians' and midwives' attitudes towards cesarean section. *Birth, 35*, 129-135.

Mould TA, Chong S., Spencer JA, Gallivan S, (1996). Women's involvement with the decision preceding their cesarean section and their degree of satisfaction. *British Journal of Obstetrics and Gynaecology, 103*, 1074-1077.

Mungrue, K., Nixon, C., et al, (2010). Conhecimentos, percepções e preferências das mulheres de Trinidad e Tobago relativamente à cesariana: Como é que fazem as suas escolhas? *International Journal of Women's Health, 2*, 387-391.

Centro Nacional de Colaboração para a Saúde da Mulher e da Criança. (2004). Cesarean section: *Royal College of Obstetricians and Gynecology (Colégio Real de Obstetras e Ginecologia).*

Centro Nacional de Colaboração para a Saúde da Mulher e da Criança. Cesariana:. (2004). directrizes clínicas. Londres: . *Royal College of Obstetricians and Gynaecology (Colégio Real de Obstetras e Ginecologia)*

Instituto Nacional de Saúde. (2000). Cesarean Section, A Brief history, de http://www.nlm.nih.gov/exhibition/cesarean/cesarean

Institutos Nacionais de Saúde. Secção cesariana, uma breve história, de https://www.nlm.nih.gov/exhibition/cesarean/partl.html

Declaração da conferência sobre o estado da ciência dos Institutos Nacionais de Saúde. (2006). Cesarean delivery on maternal request. *Obstetrics & Gynecology, 107(6)*, 1386.

Nerum, H., Halvorsen, L., Sorlie, T., & Oian, P, (2006). Pedido materno de cesariana devido ao medo do parto: Can it be changed through crisis-oriented counseling? *Birth, 33*(3), 221-228.

Nice. (2004). *Guideline Clínica de Cesariana Instituto Nacional de Excelência Clínica,* .

Nieminen, K., Stephansson, O., & Ryding, E. L,. (2009). O medo das mulheres do parto e a preferência pela cesariana, um estudo transversal em vários estágios da gravidez na *Suécia. Ata Obstetricia et Gynecologica, 88(7)*, 807-813.

Nilsson C, Lundgren I., Karlstrom A, Hildingsson I, . (2012). Self reported fear of childbirth and its association with women's birth experience and mode of delivery: alongitudinal population-basedstudy. *Women Birth, 25*, 114-121.

Notzon F. C., Cnattingius S., et al., (1994). Cesarean section delivery in the 1980s: international comparison by indications. *American Journal of Obstetrics and Gynaecology, 170*, 496-504.

Notzon FC, Placek P., Taffel SM, (1987). Comparações das taxas nacionais de cesarianas. *New England Journal of Medicine, 316*, 386-389.

Okonkwo, et al., (2012). Procura materna de cesariana: Perceção e vontade de solicitar por clientes pré-natais nigerianos. *Revista Internacional de Saúde da Mulher, 4*, 141-148.

Oladapo O, Lamina M., Sule-Odu A,. (2007). Morbidade e mortalidade maternas associadas ao parto por cesariana electiva num hospital universitário da Nigéria. *Australian and New Zeeland Journal of Obstrics and Gynaecology 47(2)*, 110114.

Oladapo OT, Sotunsa J., Sule-Odu AO,. (2004). Um aumento na taxa de partos por cesariana em Sagamu, Nigéria: um reflexo das mudanças na prática obstétrica. *Journal of Obstetrics and Gynecology, 24(A)*, 377-381.

Oleske DM, Glandon G., Giacomelli GJ, Hohmann SF, (1991). The cesarean birth rate: influence of hospital teaching status,. *Journal of Health Services and Research, 26*, 325-337.

Organização:, Saúde Mundial. (2003). Boletins CDS INAS, de www.who.org

Ovesen P, Rasmussen S., Kesmodel U, (2011). Effect or prepregnancy maternal overweight and obesity on pregnancy outcome. *Journal of Obstetrics and Gynecology, 778*,305-312.

Pang, M. W, Leung, T. N., Lau, T. K., & Chung, T. K. H,. (2008). Impacto do primeiro parto nas mudanças na preferência das mulheres pelo modo de parto: Acompanhamento de um estudo observacional longitudinal. *Birth, 35(2),* 121-128.

Patah LE, Malik AM. (2011). Modelos de assistência ao parto e taxas de cesárea em diferentes países. *Revista Saude Publica, 45,* 185-194.

Paterson-Brown S. (1998). Devem os médicos realizar uma cesariana electiva a pedido? Sim, desde que a mulher seja plenamente informada. *British Medical Journal 377,*462-465.

Penna, L. Arulkumaran, S. (2003). Cesarean section for non-medical reasons. *International Journal of Gynecology and Obstetrics, 82,* 399-409.

Placek PJ, Taffel S. (1983). The frequency of complications in cesarean and noncesarean deliveries, 1970 and 1978. *Relatório de Saúde Pública 98,* 396-400.

Placek PJ, Taffel S. (1998). Recent patterns in cesarean delivery in the United States (Padrões recentes de parto por cesariana nos Estados Unidos). *Obstetrics and Gynecology Clinics of North America, 75,* 607-627.

Porreco RP, Thorp J. (1996). The cesarean birth epidemic: Trends, causes,and solutions. *American Journal of Obstetrics Gynecology, 775,* 369-374.

Qazi, Q., Akhtar., et al, (2013). Opinião das mulheres grávidas sobre a cesariana no Noroeste do Paquistão. *Tropical Medicine and Surgery, 2073.*

Rakhshan Shaheen Najmi e N. Rehan. (2000). Prevalência e factores determinantes da cesariana num hospital universitário do Paquistão. *Pakistan Journal of Obstetrics and Gynaecology 20*(5), 479-483.

Rcogorguk (2015). Royal College of Obstetricians & Gynaecologists, de https://www.rcog.org.uk/en/news/rcog-statement-on-the-study-oncaesarean- section-rate-variance-among-english-nhs-trustsin-the-bmj/

Rice PL, Naksook. C. (1998). Caesarean or vaginal birth: perceptions and experience of Thai women in Australian hospitals (Cesariana ou parto vaginal: percepções e experiências de mulheres tailandesas em hospitais australianos). *Australian and New Zealand Journal of Public Health, , 22(5),* 604-608.

Rivis, A., & Sheeran, P, (2003). Desenvolvimento, aprendizagem, personalidade, social, *Psicologia atual, 22*(3), 218-233.

Roberts CL, Algert C., Ford JB, Todd AL, Morris JM,. (2012). Caminhos para uma taxa crescente de cesariana: um estudo de coorte de base populacional. *British Medical Journal, 2*(5). doi: 10.1136/bmjop2012-001725

Robins JM. Association. (1999). Causalidade e modelos estruturais marginais. Synthesis. *121,* 151-179.

Ronsmans C, Holtz S., Stanton C, (2006a). Diferenças socioeconómicas nas taxas de cesariana nos países em desenvolvimento: uma análise retrospetiva. *Lancet 368,* 1516-1523.

Ruczinski I, Kooperberg. C., LeBlanc M, (2003). Logic Regression. *Journal of Computer Graph Stat, 12,* 475-511.

Ryding, Elsa. L. (1993). Investigação de 33 mulheres que exigiram uma cesariana por razões pessoais. *Ata Obstetricia et Gynecologica Scandinavica, 72,* 280285.

Ryding, Elsa L, Wijama. K., Wijma B, Rydhstro'm H, (1998). O medo do parto durante a gravidez pode aumentar o risco de cesariana de emergência. *Ata Obstetrics Gynecology Scandivanica, 77,* 542-547.

S.N., Korejo. R. Jafarey. (1995). Obstetrícia histerectomia ® ve anos de experiência no Jinnal Postgraduate Medical Centre, Karachi. *Jornal da Associação Médica do Paquistão, 45,* 86-88.

Shah A, Fawole. B., M'imunya JM, Amokrane F, Nafiou I, et al, (2009). Resultados do parto por cesariana no inquérito global da OMS sobre saúde materna e perinatal em África. *Jornal Internacional de Ginecologia e Obstetrícia 107,* 191197.

Shook, C., & Bratianu, C,. (2010). Intenção empreendedora numa economia em transição: An application of the theory of planned behavior to Romanian students. *International Entrepreneurship and Management Journal, 6*(3), 231-247.

Sinisi SE, Vender Laan MJ. (2003). Loss-based cross-validated deletion/substitution/addition algorithms in estimation" University of California,. *Berkeley Division of Biostatistics* 143. de http://www.bepress.com/ucbbiostat/paperl43

Sudeste Asiático Otimização da saúde reprodutiva e infantil nos países em desenvolvimento. (2008). Use of Evidence-Based Practices in Pregnancy and Childbirth (Utilização de Práticas

Baseadas em Evidências na Gravidez e no Parto): *The SEA-ORCHID Study Group* (Vol. 3, pp. 2646).

Stanton CK, Holtz S. (2006). Levels and trends in cesarean birth in the developing world (Níveis e tendências do parto por cesariana no mundo em desenvolvimento). *Studies in Family Planning, 37(1)*, 41-48.

StatsDirect Limited. (2000-2016). Uma explicação das diferentes concepções de estudos epidemiológicos no que respeita a: retrospetiva; prospetiva; caso-controlo; e coorte., de www.statsdirect.com/help/content/basics/prospective.htm

Sufang, G., Padmadas, S. S., Fengmin, Z., Brown, J. J., & Stones, R. W, (2007). Configurações do parto e taxas de cesariana na China. *Boletim da Organização Mundial de Saúde, 85,* 755-762.

Susan, S. (2013). Taxas, tendências e determinantes dos partos por cesariana em ElSalvador: 1998-2008. *Universidade de Washington.*

Syeda Rabia, e, Rumina. Tabbassum. (2010). Resultado materno em casos de partos vaginais após uma cesariana *Pakistan Journal of surgeon (26),* 237-241.

Taavoni S, Haghani H., Mirzendedel S, (2007). Parto vaginal e cesariana: Estudo comparativo das características pessoais. *Jornal de Enfermagem do Médio Oriente, 1,* 1-3.

Taffel, Selma M., Placek., et al, (1987). Trends in the United States cesarean section rate and reasons for the 1980-85 rise. *American Journal of Public Health, 77(8),* 955-959.

Tang S, Li X., Wu Z, (2006). Rising cesarean delivery rate in primiparous women in urban China: evidence from three nationwide household health surveys. . *American Journal of Obstetric and Gynecology, 195,* 1527-1532.

Base de dados Tauffer. (2014). Instituto Nacional para a Qualidade e Desenvolvimento Organizacional em Saúde e Medicina de http://193.225.50.35/webgy/regbe/belepes.php

Centro de Informação para a Saúde e os Cuidados Sociais. (2011). Estatísticas da Maternidade, Inglaterra: 2009-10, de http://www.ic.nhs.uk/statistics-and-data-colecções/hospitalcare/.Wikipediamatemity/nhs-matemity-statistics-england

Thomas J, Paranjothy S. (2001). Unidade de Apoio à Eficácia Clínica. The National Sentinel Caesarean Section *Royal College of Obstetricians & Gynaecologists, 200(1),* 43.

Torloni MR, Daher S., et al,. (2011). Retratação do parto cesáreo em revistas femininas brasileiras: 20 year review. *British Medical Journal 342,* d276.

Departamento de Saúde e Serviços Humanos dos EUA. (1981). Cesarean childbirth (Parto por cesariana). Bethesda:

Vahratian A, Siega.-R. A., Savitz DA, Zhang J, (2005). Sobrepeso e obesidade maternos antes da gravidez e o risco de parto cesáreo em mulheres nulíparas. *Journal of Annual Epidemiology, 15,* 467-474.

Vahratian A, Zhang J., Troendel JF, Sciscione AC, Hoffman MK, (2005). Progressão do trabalho de parto e risco de cesariana em nulíparas induzidas eletivamente. *Obstetric and Gynecology, 105,* 698-704.

Villar J, Valladares E., et al, (2006). Taxas de parto cesáreo e resultados da gravidez: The 2005 WHO Global Survey on Maternal and Perinatal Health in LatinAmerica. *Lancet, 367,* 1819-1829.

WagnerM. (2000). A escolha da cesariana. . *Lancet, 356,* 1677-1680.

Waldenstrom, U., Hildingsson, I., & Ryding, E. L, (2006). Antenatal fear of childbirth and its association with subsequent cesarean section and experience of childbirth. *An International Journal of Obstetrics and Gynaecology, 113(6),* 638-646.

Walker SP, McCarthy EA., et al., (2007). Cesarean delivery or vaginal birth: a survey of patient and clinician thresholds. *Obstetrics and Gynecology, 109,* 67-72.

Wax JR, Carthin A., et al., (2004). Patient choice cesarean: an evidence-based review. *Journal of Obstetrics and Gynecology Survey, 59,* 601-616.

Weaver JJ, Statham H., Richards M, (2007). Existem cesarianas "desnecessárias"? Percepções de mulheres e obstetras sobre cesarianas por indicações não clínicas. . *Birth, 34,* 37-41.

Wijma K, Wijama B., Zar M,. (1998). Aspectos psicométricos do WDEQ: um novo questionário para a medição do medo do parto. *Journal of Psychosom Obstetrics and Gynecology. , 19,* 84-97.

Wikipédia. Cesariana, de http://en.wikipedia.org/wiki/Caesarean_section

Wiklund I, Edman G., Ryding EL, (2007). Expectationsand experiences of childbirth in primiparae with caesarean section. *British Journal Obstetrics and Gynecology, 115,* 324-331.

Wilkinson C, McIlwaine G., Boulton-Jones C, Cole S, (1998). Is a rising cesarean section rate inevitable? *British Journal of Obstetrics and Gynecology 105,* 4552.

Saúde da Mulher. (2016). "Gravidez, parto e nascimento". de http://www.womenshealth.gOv/pregnancy//childbirth-beyond/labor-birth.html

Organização Mundial de Saúde. (1985). Appropriate technology for birth. *Lancet, 2,* 436437.

Organização Mundial de Saúde. (1994). Indicadores para monitorizar os objectivos de saúde materna: relatório de um grupo de trabalho técnico, de http://whqlibdoc.who.int/hq/1994/WHO_FHE_MSN_94.14.pdf.

Organização Mundial de Saúde. (2004). Inquérito global da OMS sobre saúde materna e perinatal: Projeto n.º. A25176, de www.World Health Organization

Wu JM, Hundley AF, Visco AG, (2005). Parto cesáreo primário eletivo: Atitudes dos especialistas em uroginecologia e medicina materno-fetal. *Obstetrics and Gynecology, 105,* 301-306.

Yamasmit, W., & Chaithongwongwatthana, S,. (2012). Atitude e preferência das mulheres grávidas tailandesas em relação ao modo de parto. *Journal of the Medicine of Associate Thailand, 95(5),* 619-624.

Yeast JD, Jones A., Poskin M, (1999). Indução do trabalho de parto e a relação com o parto cesáreo: uma revisão de 7001 induções consecutivas. *American Journal of Obstetrics et Gynecology, 180,* 628-633.

Yip, P. S. F., Leeb, J., & Cheung, Y. B,. (2002). The influence of the Chinese zodiac on fertility in Hong Kong SAR (A influência do zodíaco chinês na fertilidade na RAE de Hong Kong). *Social Science & Medicine, 55(10),* 1803'1812.

Young, G. (2002). Intensive intervention for fear of childbirth did not reduce requests for caesarean section but decreased duration of vaginal labour. *Evidence Based Mental Health, 5(3),* 87-87.

Zhang J, Liu Y., et al., (2008). Cesarean delivery on maternal request in southeast China (Parto cesáreo a pedido da mãe no sudeste da China). *Obstetrics and Gynecology, 111,* 1077-1082.

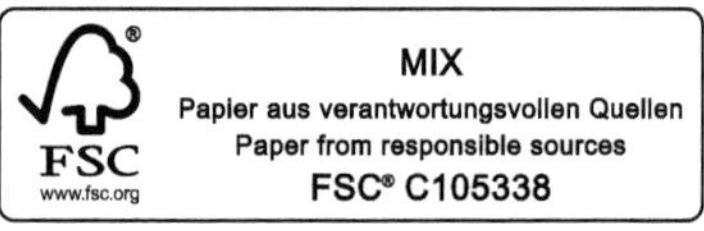

Printed by Books on Demand GmbH, Norderstedt / Germany